척추측만증

Schroth(슈로스) 관점에서 본 보존적 척추측만증 치료

"**Best Practice**"
in Conservative Scoliosis Care

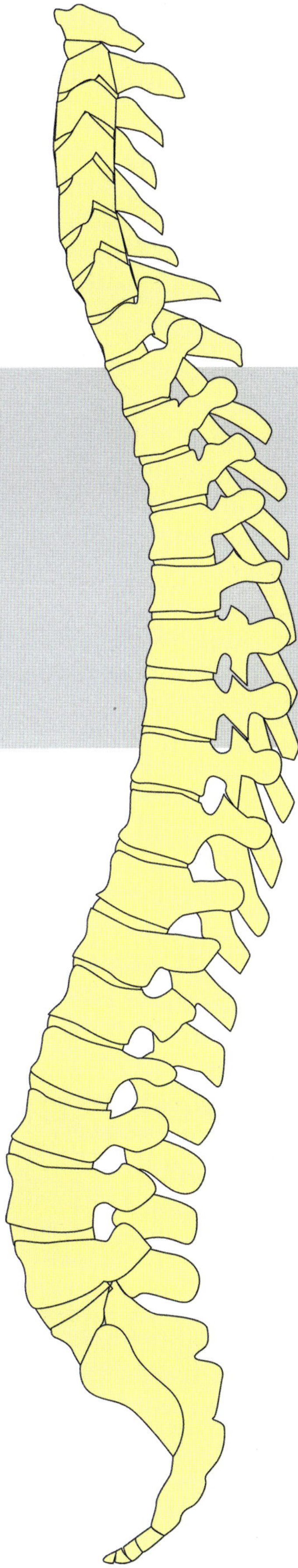

척추측만증

Schroth(슈로스) 관점에서 본 보존적 척추측만증 치료

Hans-Rudolf Weiss
이 상 길 옮김

신흥메드싸이언스

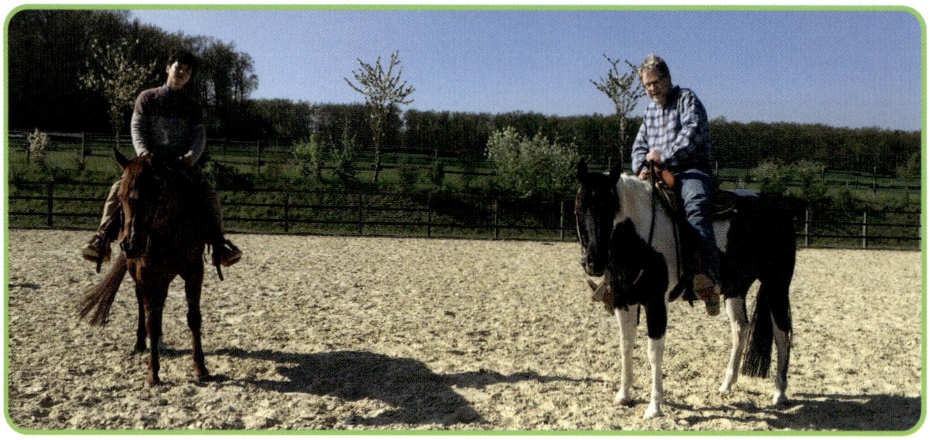

이 상 길

학력 사항
한국체육대학교 건강관리학과 학사
한국체육대학교 사회체육대학원 건강관리 전공 석사
한국체육대학교 스포츠의학 전공 박사 수료

경력 사항
전) 강남세란의원 운동치료실 실장
전) 신라호텔(라 끄리닉드 파리) 운동치료실 실장
전) 바르고든의원 체형교정실 센터장
전) 슈로스 교정운동센터 부원장
현) 케이슈로스 대표

강의 사항
전) 성신여자대학교 재활복지학과 외래교수
현) 단국대학교 스포츠과학대학원 스포츠의학전공 외래교수

학술 사항
2011 특발성 척추측만증 청소년의 체질량 지수와 신체균형능력
2013 슈로스 운동법을 이용한 청소년 특발성 척추측만증 환자의 운동치료 사례
2013 The Effect of Scoliosis Angle on Center of Gravity Sway
2014 Improvement of curvature and deformity in a sample of patients with Idiopathic Scoliosis with sepcific exercise
2015 The correlation between calcaneal valgus angle and asymmetrical thoracic-lumbar rotation angle in patients with adolescent scoliosis
2016 특발성 척추측만증 환자의 방사선학적 지표와 폐기능, 흡기 능력의 관계

척추측만증

Schroth(슈로스) 관점에서 본 보존적 척추측만증 치료

2011년 10월 1일 발행

지 은 이 : Hans-Rudolf Weiss
옮 긴 이 : 이 상 길
발 행 인 : 홍 성 혁
발 행 처 : **(주)신흥메드싸이언스**
편 집 : 인 선 남
디 자 인 : 오 영 란

주 소 : 서울시 영등포구 양평동 3가 15-1번지
월드메르디앙 비즈센터 501호
등록번호 : 제318-2007-000077호

전 화 : 02) 2165-8670~4
팩 스 : 02) 2165-8675
홈페이지 : www.shmed.co.kr

I S B N : 978-89-6498-016-3 93510
정 가 : 18,000원

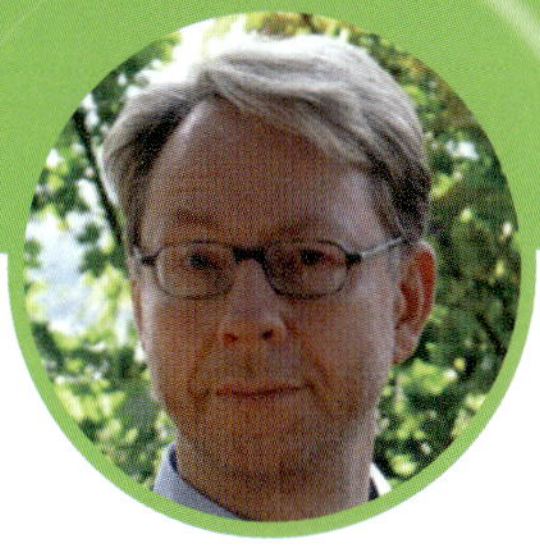

Preface

The book, *Best Practice in conservative scoliosis care,* has been published to accompany the Scoliologic™ courses for physiotherapists, physicians and orthotists. It contains some basic information on physiotherapy, bracing and on the treatment guidelines for patients with scoliosis.

The third edition of this book has now been translated by Lee Sang Gil, a physiotherapist who has undergone the first Korean intensive course held in Gensingen, Germany, November 2010.

Since that time he has sent me numerous pictures of his patients, who had impressing curvature corrections under his treatment just by performing Scoliologic™ exercises.

So I must say, it makes me happy and proud to see the program working so well in practice, although it is less than two years old!

However during growth brace treatment is more important than exercises. The risk for progression is reduced more by applying braces alone than by performing exercises regularly (see also the figure at the bottom). Therefore it is also necessary to produce the best possible braces with the best possible in–brace corrections for the patients at risk during growth. The basic principles of brace treatment are also covered within this book.

I must say, that I am very thankful to Lee Sang Gil for having overtaken the task of translation of this introductory book and making our methods of treatment known in Korea.

If, however, more detailed information on the physical treatment of scoliosis is needed, please refer to the complete manual *Befundgerechte Physiotherapie bei Skoliose* which is available in Korean language soon as well.

The educational courses now held in Korea are regularly held by myself and the Korean Academy of Orthoposturology.

I' m very happy and thankful that our treatment approach has gained so much interest in Korea that I do have the great opportunity to come back to Seoul for a second course this year in September.

So I wish to thank Lee Sang Gil for his effort in making this book available in Korean language and for his excellent treatment results and the board of the Korean Academy of Orthoposturology for their constant support and the excellent course organisation.

Dr. med. Hans–Rudolf Weiss, Gensingen, July 2011.

***Figure legend**: As can be seen on this figure the survuval rate (rate of non progressives) is 30% in untreated patients, 50% in patients with intensive PT, 70% in the Boston brace and 80% with the old Chêneau brace standard 1999. Today we have a success rate of > 95% with braces of the latest standard and reduced intensity of PT.*

서문

이 책은 제3판으로, “보존적 척추측만증 치료의 현대 기술과 기본 표준”이란 제목으로 전문가들을 대상으로 한 교육과정 강좌에서 사용할 목적으로 저술했습니다.

이 책은 보존적 척추측만증 치료의 과학적 근거를 담고 있으며, 실용적인 접근방법에 대한 안목을 넓힐 수 있는 기회를 제공합니다. 그러나, 물리치료사, 정형외과의 및 전공관련의를 대상으로 한 실습과정의 훈련을 통해서만 이를 경험할 수 있습니다.

이 책은 입문서입니다. 이 책은 보존적 척추측만증 치료란 주제에 대한 교재가 아니며, 실용서로도 쓸 수 없습니다. 공교롭게도, 물리치료사, 정형외과 기술자, 의사를 위한 척추측만증 환자의 보존적 치료를 기술한 영어교재가 일반적으로 없고, 대부분이 독일어와 스페인어로 되어 있습니다. 가까운 시일 내에 저자와 동료들이 이 교재의 영어 번역본을 출간할 출판사를 찾게 될 거라 생각합니다.

최근 문헌[1-5]을 살펴보면, 척추측만증의 수술적 치료에 대한 증거가 없다는 점을 감안하더라도 이 3판본은 더욱 중요합니다.

Neureuther(Pflaum, 뮌헨), 바르셀로나의 마누엘 리고(Manuel Rigo) 박사, 아리조나 투손의 마르타 하웨즈(Martha Hawes) 교수, 배드 소베른하임에 있는 어머니 크리스타 레너트-슈로스(Christa Lehnert-Schroth) 등 이 책의 출판을 위해 힘써주신 모든 분들께 감사의 말을 전합니다.

리가의 실비자 부마니스(Silvija Bumanis)는 이 책을 리투아니아 어로 번역했습니다. 번역과정에서 약간의 실수와 오역이 있었지만, 3판본에서는 이를 다 수정했습니다.

Pediatric Rehabilitation에, 이전에 발표한 논문의 내용을 쓸 수 있도록 해주신 테일러(Tayler)와 프란시스(Francis)(http://www.tandf.co.uk)에게도 심심한 감사의 말을 전합니다.

이 3판본의 출판을 후원하신 오소메드(Orthomed), 오소페딕 테크니컬 서비스(Orthopedic Technical Services), 젠싱언(Gensingen)과 콥-스콜리테크(Koob-Scolitech), Abtweiler에게도 감사드립니다. 정말로 감사드립니다.

마지막으로, 책을 출간할 수 있도록 수고해 주시고, 영어로 전문가를 위한 책을 출간하도록 계속 요청을 한 분들, 이 3판본을 만들어야 할 필요성을 만들어주신 분들께 감사드립니다.

이제 완벽해진 이 책의 진가를 알아보고 누리시길 바랍니다.

젠싱언, 독일, 2010년 1월
한스-루돌프 바이스(Hans-Rudolf Weiss)

각 장의 첫 페이지에 있는 그림은 울스타인(Wullstein 1902), 스캔츠(Schanz, 1904), 블렌케(Blenke, 1913)의 작품입니다.

Contents

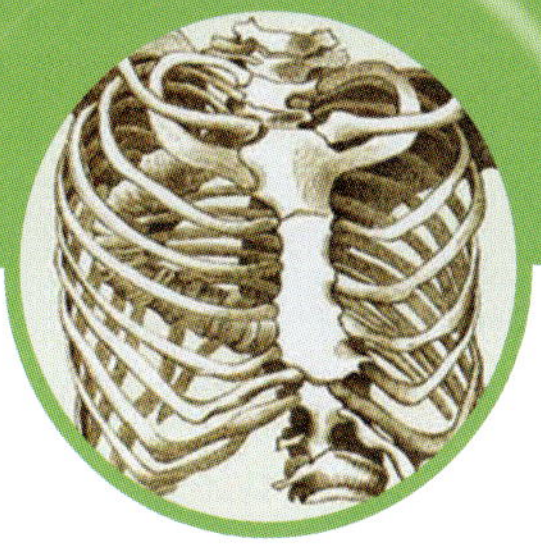

Chapter 1

서론

우리가 이미 알고 있는 척추와 각 등골뼈의 기형 외에도, 척추측만증(scoliosis)에는 치료를 요하는 특정한 증상 및 징후가 나타난다. 마르타 하웨스(Martha Hawes) 교수가 2003년에 발표한 척추측만증에 관한 간결한 개요를 서론에서 소개하고자 한다.

히포크라테스(Hippocrates)가 처음으로 척추측만증에 대하여 기술했으며, '척추측만증' 이란 용어는 갈렌(Galen, A.D. 131~201)이 처음으로 사용했다.[1] 척추측만증은 각 추체의 종축상의 회전(vertebral rotation)뿐만 아니라 측편위(lateral deviation)가 있는 3차원적인 척추 기형으로 정의한다.[1]

대부분의 사례에서 축회전(axial rotation)으로 인해 체간의 3차원적인 기형이 발생하는 흉추(thoracic vertebrae)가 관련되어 있다.[2, 3, 4] 흉곽-척추 결합 양상으로 인해 흉벽 탄성(CWC, chest wall compliance)이 감소하면서 부차적으로 제한성 폐질환(restrictive lung disease)이 발생한다. 이 때, 흉벽 탄성(cwc)과 폐활량(VC, vital capacity)은 10°의 콥 각도(Cobb angle)로 기울어진 만곡과 역비례의 상관관계가 있다.[5] 안정 시 폐활량이 정상이라 하더라도, 경미한 만곡증이 있는 어린이도 호흡으로 인해 운동능력이 떨어졌다.[6, 7] 흉추측만증(thoracic scoliosis)의 증상으로는 숨가쁨(shortness of breath), 재발성 호흡기 감염(recurrent respiratory infection), 만성 통증 및 심리적 고통(psychological distress)이 있다.[5, 8, 9, 10, 11] 중증인 경우 우심부전(right-sided heart failure)으로 인해 사망할 수도 있지만, 대부분의 척추측만증 환자나 청소년기에 척추측만증 진단을 받은 환자에서는 이러한 사례가 발생하지 않는다.[11] 흉추측만증에서 발생하는 경미하거나 중등도의 호흡곤란(respiratory distress)의 영향은 아직 살펴보지 않았지만, 최근 연구로 척추측만증이 없는 성인에서 당뇨병, 심장질환 및 흡연보다 운동능력 감소가 사망률 예측인자로 더 효용이 있음이 밝혀졌다.[12, 13, 14] 척추측만증의 알려진 원인은 많지만, 사례의 70~90%가 원인불명의 척추 기형 즉, 특발성 척추측만증(IS, idiopathic scoliosis)이다. 특발성 척추측만증(IS) 진단이 내려지면, 무엇보다도 척추의 만곡 각도가 증가하는 위험성에 가장 임상적인 관심이 쏠린다. 척추 기형이 상당히 악화된다고 확실하게 예측하기는 불가능하지만, 현재까지의 연구결과를 토대로 어린이의 척추 기형 악화에 영향을 미칠 가능성이 큰 요인이 연령, 성별 및 만곡 크기임을 알 수 있었다.[15] 아직 다 자라지 않은 환자의 경우, 질병진행의 위험이 주로 성장 잠재력과 관련이 있다.[15)] 그러므로, 12살 이전에 척추측만증 진단을 받은 64명의 어린이 중 75%에서 진행성 만곡을 보인 반면,[17)] 10살 이전에 진단을 받은 109명의 어린이 중 95%에서 만곡이 진행되었다.[16)] 이와 대조적으로, 좀 더 성장한 환자들을 대상으로 한 연구에서 12세 이상인 환자의 85%에서 진행률이 23%에 그쳤다.[18)] 여자아이의 경우, 보통 12세 이상이 되면 초경을 하는데, 초경 이전에 만곡이 검출되었을 때 만곡이 진행될 위험이 가장 컸다.[19, 20)] 초경 이후, 만곡이 진행될 위험성은 상당히 떨어진다. 어떤 이유인지는 모르지만, 만곡 정도가 비슷한 남성과 여성을 비교했을 때 만곡이 진행될 위험성은 남성이 여성의 10분의 1정도이다. 모든 환자에서 검출 시 만곡의 정도가 클수록 진행될 위험성이 크다. 그러므로, 경미한 만곡이 있는 134명의 환자를 설문조사한 결과(최소 만곡이 5~10° 인 환자가 절반 이상이었으며, 3%만이 20° 가 넘는 만곡을 가지고 있었다), 질병진행 발생률이 5%에 그쳤으며,[21)] 90%가 10~19° 의 만곡을 가지고 있는 839명의 어린이에서는 질병진행 발생률이 15%였다.[22)]

하웨스(Hawes M.C.)의 The use of exercises in the treatment of scoliosis: an evidence-based critical review of the literature.
Pediatric Rehabil. 2003 Jul-Dec;6(3-4): 171-82 수정

특발성 척추측만증 — 가장 일반적인 척추측만증 — 의 일차 병변은 정중시상면(median sagittal plane)에 있다. 소머빌(Somerville)은 척추 분절(segment)의 후부(posterior elements)가 성장하지 못한 결과로 척추 전만(lordosis), 회전(rotation), 외측 굴곡(lateral flexion)이 생겨 척추 기형이 이루어졌다고 판단을 하고, "회전성 척추 전만(rotational lordosis)"라는 용어를 제안했다.[23)]

척추측만증의 임상적 징후가 잘 설명되어 있지만, 지금까지 아무도 그 원인 및 가능한 기원을 밝히지는 못했다. 특발성 척추측만증의 원인에 관한 연구에서는 척추의 구조적 요소, 척추 근육계(spinal musculature), 콜라겐 구조, 내분비계, 중추신경계 및 유전학에 초점을 맞추고 있다.[24)] 이러한 연구에서도 특발성 척추측만증의 원인에 대한 확실한 증거는 찾을 수 없었다. 다양한 동물을 이용한 실험 및 임상연구의 결과를 통해 특발성 척추측만증의 원인에 영향을 줄 수 있는 해부학적 및 기능적 요인들을 확인했지만, 대다수가 원인이라기보다는 우발증상(epiphenomena)이었다.[1)]

척추측만증의 3차원적 구조는 로아프(Roaf)가 밝혔다.[25, 26, 27, 28)] 딕슨(Dickson) 등은 특발성 흉추측만증의 필수 병변은 횡단면 즉, 관상면 비대칭의 영향을 받아 측면으로 회전되어 있어 측방만곡(lateral curvature)이 발생하는 고정된 전만 부위(fixed lordotic area)라는 주장을 고수했다.[29)] 밀너(Millner)와 딕슨(Dickson)은 척추가 기형이 되기 전에 존재하는 전만

부위는 특발성 척추측만증의 "주된" 병인이라고 말했다.[30)]

라소(Raso)는 요추측만증의 병인에 대해서는 거의 연구가 이루어지지 않았음을 지적했다.[31)] 이러한 만곡 유형에 관한 병인학적 지식이 부족하기 때문에 어떠한 만곡 유형에 대해서든 그 기전을 이해하지 못하고 있는 실정이다.

보수적인 척추측만증 관리의 표준과 현대적인 기술을 적용하는 데 있어, 척추측만증을 보이는 척추와 여기에 붙어 있는 연조직의 기능적 및 생물역학적 성질을 잘 알고 있어야 한다. 흉부의 척추 후관절(facet joint)의 방향성(orientation)은 요추의 후관절과 다르며 정상적인 시상면 측면상(sagittal profile)은 축성 부하(axial loading)와 기형 내성(deformity resistance)에 대해 가장 안정하다고 여겨진다(그림 1).

척추측만증 환자에서 시상면 측면상은 뒤바뀌어 그림 2의 척추 모형과 그림 3의 이중 주만곡(double major curve)의 우측 X선에서 보다시피 흉추 전만증(thoracic lordosis)과 요추 후만증(lumbar kyphosis)이 생긴다. 척추의 흉추와 요추 부위에서 모두 생리학적 회전축이 바뀌게 되어(그림 3) 불안정해지고 척추측만증이라는 3차원적 기형이 발생한다. 초기 기형은 특발성 척추측만증으로 발달하면서 그림 4의 위치에서 볼 수 있는 시상면 측면상의 도치(inversion)이다. 관상면(coronal plane)이 회전하기 전에 흉추의 추체(apical vertebra)가

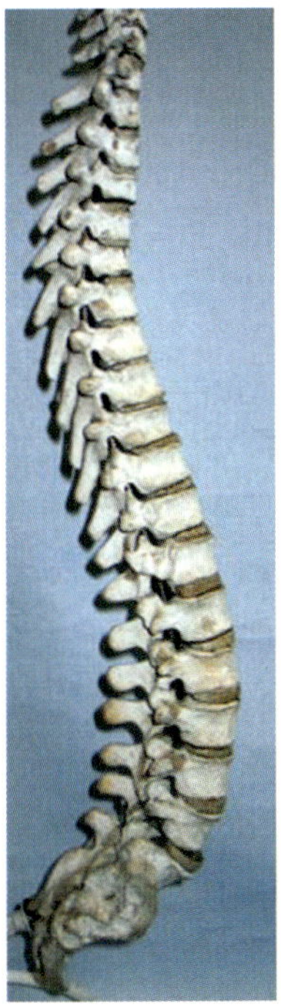

그림 1 척추의 정상적인 S자형 시상면 측면상

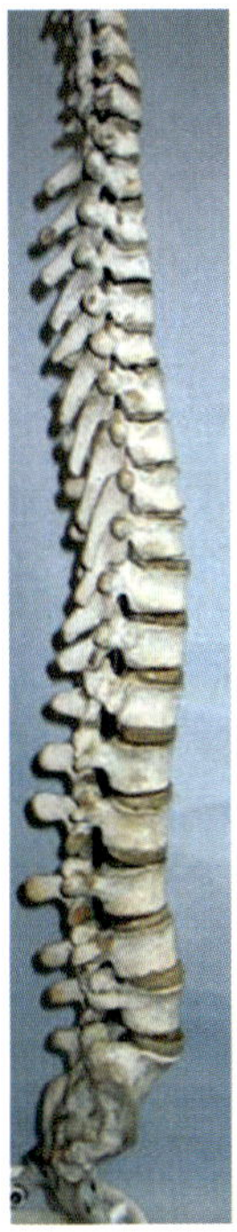

그림 2 척추측만증 환자에서 시상면 측면상은 도치되어 흉추 전만증과 요추 후만증이 생긴다.

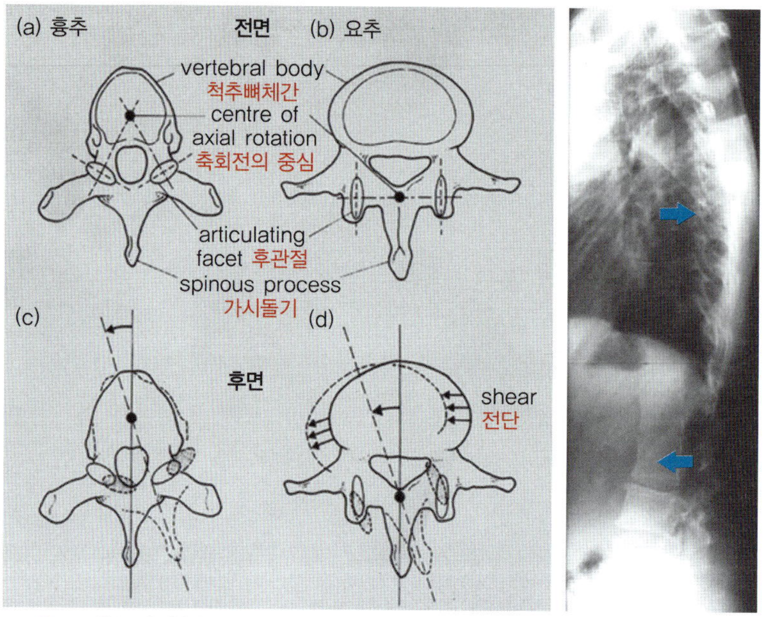

그림 3 흉부의 척추 후관절(facet joint)의 방향성(orientation)은 요추의 후관절과 다르며 정상적인 시상면 측면상(sagittal profile)은 축성 부하(axial loading)와 기형 내성(deformity resistance)에 대해 가장 안정하다고 여겨진다. 척추측만증 환자에서 시상면 측면상은 뒤바뀌어 환자의 우측 X선에서 보다시피 흉추 전만증(thoracic lordosis)과 요추 후만증(lumbar kyphosis)이 생긴다.[24)]

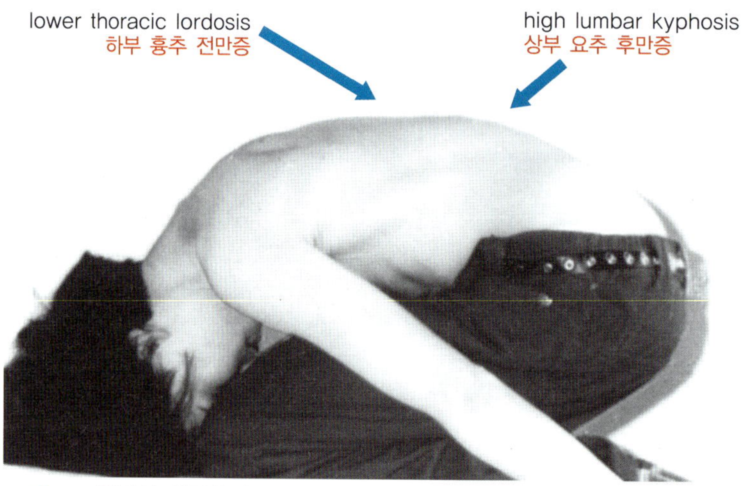

그림 4 특발성 척추측만증으로 발달하는 데 있어 초기 기형은 시상면 측면상의 반전이다.[23)]

먼저 배쪽으로 움직이고, 전액면(관상면이라고도 함, frontal plane)에서 측편위(lateral deviation)가 발생하며, 반대로 척추의 요추 부분에서 측방편위가 발생하기도 한다(그림 5).[32]

성장을 하는 동안에는 척추측만증이 발달하면서 X선 상에서 진단을 내린 대로 척추골(vertebra)의 진행성 3차원적 쐐기화(wedging)로 만곡 진행이 촉진된다.

척추측만증 발달의 원인은 아직 찾고 있는 중이지만, 이러한 쐐기화는 발병에 대한 기본적인 생물역학적 개념으로 고려해볼 가능성이 있다.

특발성 척추측만증은 모든 척추의 측방편위 중 가장 일반적인 형태이다. 이를 정의하자면, 최근에 인정할만한 원인은 아직 발견되지 않았지만, 건강한 어린이의 척추가 측면으로 휘는 것을 말한다. 이 어린이에게는 근육이나 신경계통에 기저증상이 없으며, 그 외 병적 이상이나 방사선 학적인 척추 이상도 없다. 몇 년 동안의 성장기를 거치면서 편위(deviation)가 발생하며 이는 유아기형, 연소기형, 청소년형 등 3가지로 나누어진다. 기형을 처음으로 언급한 연령에 따라 분류가 되며, 그 시기는 처음으로 척추 만곡이 나타난 때와 반드시 일치하지는 않는다.[33]

만곡진행과 관련된 요인 또한 평가해왔다. 이 요인들은 만곡과 관련된 요인과 어린이의 성장 잠재력과 관련된 요인으로 나뉜다.[33] 골드베르크(Goldberg) 등은 진행성 만곡을 처음으로 진단받은 평균 연령이 성장 가속기(growth spurt)가 시작하는 시점임을 발견했다.[34] 이와 대조적으로, 안정만곡(stable curve)의 경우, 진단 시 평균 연령은 신장 발육이 최대로 이루

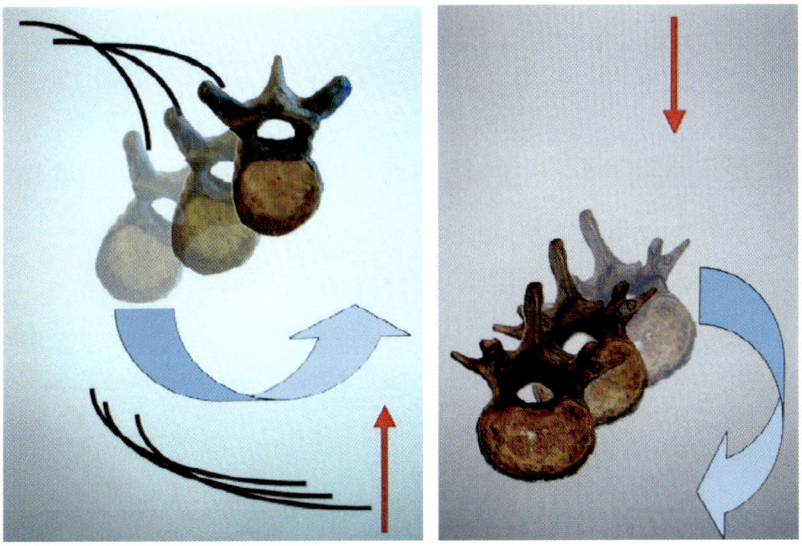

그림 5 특발성 척추측만증이 발달할 때 관상면(coronal plane)이 회전하기 전에 흉추의 추체(apical vertebra)가 먼저 배쪽으로 움직이고, 전액면(frontal plane)에서 측편위(lateral deviation)가 발생하며, 반대로 척추의 요추 부분에서 측방편위가 발생하기도 한다.
화살표는 척추측만 기형을 바로잡으려는 움직임을 나타낸다.[32]

어진 시점 이후였다. 성장을 더 해야 하는 청소년기의 성장 가속기에 진행성 만곡이 발생하기 시작한다.[34)]

악순환 개념

로아프(Roaf)는 중력과 지속적인 근육작용으로 인한 척추 불균형(측방 척추만곡) 때문에 척추 성장판(vertebral growth plates)이 비대칭적으로 부하를 받아 호이터-볼크만(Hueter-Volkmann) 법칙에 따라 비대칭적인 성장이 이루어진다고 주장했다.[27, 28)]

성장기의 척추측만증 진행에 대한 기전은 '악순환' 모형을 들어 설명할 수 있는데, 척추측만증 기형으로 인해 척추의 비대칭 부하가 이루어지고, 이는 비대칭 성장, 디스크와 척추의 쐐기화, 기형의 악화로 이어진다.[35)]

아르킨(Arkin)과 카츠(Katz)는 토끼를 이용해 압박 부하(compressive loading)에 대해 장골의 성장이 민감하게 영향을 받는다는 점을 보고했다.[36)] 임상적으로, 구딩(Gooding)과 노이하우저(Neuhauser)는 마비환자와 후방척추융합술(posterior fusion of the spine)을 받은 젊은 환자에서 큰 척추(tall vertebrae)가 있음을 보고했다.[37)] 이들은 척추가 상대적으로 무부하가 되어 종적 성장이 더 이루어진다고 주장했다.

이러한 성장 조절(growth modulation)의 원칙이 임상적으로 적용된다는 것은 골격에 가해지는 부하에 대한 직접적인 적용 또는 운동이나 보조기(brace)의 착용 등을 통한 주위부하(ambient loads)의 변화를 시사한다.[35)]

힘을 비대칭적으로 가하여 쥐꼬리모형(rat tail model)에서 성장 조절이 가능하다면,[38)] 척추측만증을 교정하기 위한 목적으로 비대칭적인 부하를 가했을 때 척추측만증을 교정할 수 있어야 한다. 실제로, 보조기 치료(brace treatment)의 결과는 예측 가능한 듯하다.[39)] 만곡을 안정하게 유지하기 위해서는 최소교정효과가 20%가 되어야 하는 듯 하지만,[40)] 보조기(brace)가 처음의 콥 각도를 40% 이상 교정할 때 평균적으로 7°를 개선할 수 있다.[39)]

보존적 치료의 결과

특발성 척추측만증의 병인학(aetiology)은 아직 밝혀지지 않았다.[24)] 청소년기 특발성 척추측만증(AIS, adolescent idiopathic scoliosis)의 생물학적 위험요인을 확립했는데, 성숙도 지표(maturity indicators)로 평가한 성장속도(growth velocity)와 잠재성 척추 성장(potential residual spinal growth)이 그 요인이다.

몇몇 연구자들이 발견되지 않은 신경근육 기능장애가 청소년기 특발성 척추측만증(AIS)의 병인학과 관련 있을 가능성을 고려했다.[24)] 그러나, 지금까지 이에 대한 증거는 밝혀진 바가 없다. 고강도의 물리치료를 받은 후에 등 근육의 근전도 활동이 평형을 이루고[41)] 반사지연시간(reflex latency times)의 평형도 이루어졌다.[42] 이들 결과를 고려해보면, 근전도로 측정한 근육 불균형(muscular imbalance)은 척추 기형이 생겼을 때 부차적으로 발생하며, 특발성 척추측만증의 인과요인으로 간주할 수 없다는 가설을 세울 수 있다. 속발성 근육 불균형으로 중추신경계에 비대칭성 고유수용감각이 입력되어(asymmetrical proprioceptive input) 다른 중추(소뇌, 전정기관 등)를 비대칭적으로 활성화시킨다. 원발성 장애였다면 근전도 상의 불균형과 반사지연시간이 물리치료의 영향을 받지 않아야 한다.

마지막으로, 특발성 척추측만증의 보존적 치료에서는 보조기 치료(bracing)뿐만 아니라 물리치료에서도 최대 가능한 교정효과(correction effects)를 이용한 성장 조절만을 필요로 한다. 보조기 치료와 물리치료 모두 최대 가능한 교정효과를 목표로 해야 하며, 척추에 가해지는 비대칭적 부하와 관련이 없는 다른 기전[43]들은 부차적인 치료방법으로 간주해야 한다.

증상의 중증도는 진행성 시상면 불균형(progressive sagittal imbalance)에 비례하여 악화됨을 알 수 있었다.[44] 이 연구의 결과에서는 후만증이 상흉부(upper thoracic region)에 발생할 가능성이 크지만, 요추부(lumbar spine)에서는 거의 발생하지 않음을 보여주었다.

실험[45]과 임상연구[32]를 통해 척추측만증 환자의 시상면 측면상을 교정하여 만곡의 3차원적 교정이 이루어졌다는 증거를 얻게 되었다. 게다가, 시상면 교정이 잘 이루어지면 척추측만증 집중 재활치료의 단기적인 결과가 좋아졌다.[46] 그러므로, 특발성 척추측만증 환자에게 통원 물리치료나 입원 재활치료, 보조기 치료를 하면서 시상면 정렬(sagittal alignment)을 교정하고, 요추 전만증(lumbar lordosis)과 흉추 후만증(thoracic kyphosis)를 회복시키는 데 노력을 기울어야 할 것으로 보인다. 그러나, 시상면 불균형은 또한 다른 원인으로 발생한 척추측만증을 치료하는 데도 중요한 역할을 할 수 있다.

'최선' 의 관리 방법에 대한 결과

특발성 척추측만증을 치료하지 않고 방치하게 되면 중증의 기형, 때로는 심하게 손상된 기형이 되어 조기 사망이나 중증의 심호흡계 문제가 드물게 발생한다는 점을 알고 있다면, "전문가(specialists)"는 척추측만증의 보존적 치료에 '최선' 의 방법만을 써야 할 책임이 있다고 봐야 한다. 다른 치료방법을 적용할 수 있고 그 방법이 매우 효율적이라면 개인적인 견해를 거론할 여지가 없어야 한다.

"내 환자는 너무 비대칭적이라서 이 보조기를 쓰지 않을 거에요", 혹은 "내 환자는 완벽하게 감출 수 없어서 이 보조기를 쓰지 않을 거에요"라는 말은 심리적으로 환자를 설득할 정도로 유능하지 않음을 강조할 뿐이다.

환자들이 그런 걱정을 하는 것은 사실이지만, 노련한 의사는 환자가 자신의 조언에 따르도록 설득하여 위와 같은 상황에서 환자가 순응을 할 수 있다.

기본적인 생체역학적 작용을 이해하지 못한 의사는 환자에게 필요한 보조기(brace) 착용계획에 대해 설명하지 못할 것이다. 그 결과, 척추 기형을 대상으로 보존적 치료를 하는 의사는 그 분야의 노련한 전문가에게 교육을 받아야 하며, 환자와 상담을 하기 전에 교정 기술을 갖출 필요가 있다.

현재 표준

오늘날에는 패턴 특화 운동(pattern specific exercises)을 이용할 수 있으며, 독일, 오스트리아, 스위스, 스페인, 이스라엘, 미국에서 이를 적용하고 있다. 이 운동은 3차원적으로 최대 가능 교정을 목표로 하며, 환자는 일상생활의 활동(ADL, activities of daily living)에서 척추측만증 자세를 피할 수 있다. 이 운동 프로그램은 슈로스 스쿨(Schroth School)에서 파생된 것이다.[47] 오늘날 보조기 치료에서 "최선의 방법"은 리고(Rigo) 분류를 이용한 패턴 특화된 보조기 착용으로 여겨진다. 교정효과와 심미효과가 이미 잘 설명되어 있다.[48, 49] 카스트로(Castro)에 의하면, 만곡이 충분히 유연해야 보조기를 이용했을 때 교정효과가 최소 20%에 이른다.[40] 카스트로(Castro)는 이 시험을 제대로 하지 못한 환자는 치료에서 배제해야 한다고 권하고 있다.[40] 믿을 수 없을 정도로 카스트로[40]가 논하지 않은 대안적 접근방법으로는 보조기를 이용하여 교정상태를 개선시키려는 노력이 있는데, 이 때 교정은 쉽게 이루어지지 않는다. 즉, 20% 이상의 교정이 중요한 성공 예측인자라면, 성공한 환자의 비율을 어떻게 높일 수 있을까? 이는 보조기를 설치하기 전에 만곡 굴곡성(curvature flexibility)이 커지도록 운동을 하거나,[50, 51] "정상적인" TLSO보다 만곡 크기에 더 효과적으로 영향을 미치는 보조기를 이용하면 된다.[49, 52, 53]

표준 개선하기

유용한 다른 치료방법을 포함시켜 오늘날의 치료표준을 계속 개선해 나가야 한다. 흉추 후만증과 요추 전만증이 호전되면 3차원적 척추측만증을 교정시킬 가능성이 커진다는 점이 입증되었다.[45, 46]

Physio-logic® 운동을 하게 되면 최소한 척추측만증 집중재활치료(SIR, Scoliosis Intensive Rehabilitation)의 단기적인 결과가 좋아진다고 밝혀졌으므로, 이 접근방법 또한 향후에 슈로스(Schroth) 개념을 토대로 척추측만증 재활치료에 도입하게 될 것이다.[46]

척추측만증 재활치료의 개념 또한 개선될 가능성을 보였다. 즉, 시간효율성을 높이기 위해 척추측만증 재활치료에 새로운 일상생활활동(ADL) 접근방법을 계획했다. 이 접근방법에서는 현재 표준에 따라 측방이동(side shift), physio-logic®, 3차원적 일상생활 활동 운동과 슈로스 운동을 한다. 이는 슈로스 운동을 주로 하고 부가적으로 일상생활 활동을 하는 운동-중심의 척추측만증 재활치료와 비교했다. 일상생활활동(ADL) 접근방법은 실제 생활에서 가르치기 쉬우며, 이론 모듈(theoretical modules)도 줄어들어 시간을 효율적으로 쓸 수 있다. 이 접근방법의 단기적인 결과[54]는 아스클레피오스 카타리나 슈로스 척추기형 재활센터

(Asklepios Katharina Schroth Spinal Deformities Rehabilitation Centre)에서 개발한 척추측만증 재활치료의 "황금표준(gold standard)"[55]에 견줄 만하다.

노련한 임상의는 자신의 적용방법과 실제 "최선의 접근방법"을 비교해야만 한다. 보조기 치료의 첫 번째 목표는 반드시 드러나야 하는 보조기의 효과이다. 보존적 치료방법에 대해 현재 알고 있는 지식을 토대로, 성장 조절(growth modulation)에 관한 실제 지식이 환자의 이득(patients benefit)을 뒷받침하는 최선의 3차원적 교정이 이루어질 가능성이 있다.[38]

참고문헌

1. MACHIDA, M.: Cause of Idiopathic Scoliosis. *Spine* 24: 2576-2583, 1999.

2. LEHNERT-SCHROTH C.: Dreidimensionale Skoliosebehandlung. 6th. edition. Stuttgart: Urban & Schwarzer, 2000.

3. AUBIN, C.E., DANSEREAU, J., DEGUISE J.A., LABELLE, H.: Rib cage-spine coupling patterns involved in brace treatment of adolescent idiopathic scoliosis. *Spine*, 22: 629-635, 1997.

4. ROAF, R.: Scoliosis. Williams and Wilkins, Baltimore, 1966.

5. BOWEN, R.M.: Respiratory Management in Scoliosis. In: J. Lonstein, D. Bradford, R. Winter, J. Oglivie (editors). Moe's Textbook of Scoliosis and Other Spinal Deformities, 3rd Edition, (WB Saunders, Philadelphia), pp 572-580, 1995.

6. SZEINBERG, A., CANNY, G.J., RASHED, N., VENERUSO, G., LEVISON, H.: Forced VC and maximal respiratory pressures in patients with mild and moderate scoliosis. *Ped Pulmon*, 4: 8-12, 1988.

7. CHONG, K.C., LETTS, R.M., CUMMING, G.R.: Influence of spinal curvature on exercise capacity. *J Ped Orthop*, 1: 251-254, 1981.

8. McCOOL, F.D., ROCHESTER, D.F.: The Lungs and the Chest Wall Diseases. In: J.F. Murray, J.A. Nadel (editors) Textbook of Respiratory Medicine, 3rd edition. (WB Saunders Company, Philadelphia), pp: 2357-2376, 2000.

9. LONSTEIN, J.E: Patient evaluation. In: Lonstein J, Bradford D, Winter R, Ogilvie J, eds. Moe's Textbook of Scoliosis and Other Spinal Deformities, Third Edition, Philadelphia PA: WB Saunders, 1995: 45-86.

10. MAYO, N.E., GOLDBERG, M.S., POITRAS, B., et al. : The Ste-Justine AIS cohort study. Part III: Back pain. *Spine*, 14: 1573-1581, 1994.

11. WEINSTEIN, S.L., DOLAN, L.A., SPRATT, K.F., PETERSON, K.K., SPOONAMORE, M.J., PONSETI, I.V.: Health and function of patients with untreated IS; a 50-year natural history study. *JAMA*, 298: 559-567, 2003.

12. BALADY, G.F.: Survival of the fittest--more evidence. *N Engl J Med*, 346: 852-854, 2002.

13. KARLSON, B.W., SJOLIN, M., LINDQVIST, J., et al.: Ten-year mortality rate in relation to observations of a bicycle exercise test in patients with a suspected or confirmed ischemic event but no or only minor myocardial damage. *Am Heart J*, 141 (6): 977-984, 2001.

14. MYERS, J., PRAKASH, M., FROELICHER, V., et al.: Exercise capacity and mortality among men referred for exercise testing. *N Engl J Med,* 346: 793-801, 2002.

15. WEINSTEIN, S.L.: Natural history. *Spine*, 24: 2592-2600, 1999.

16. ROBINSON, C.M., McMASTER, M.J.: Juvenile IS: Curve patterns and prognosis in 109 patients. *Journal of Bone and Joint Surgery*, 78-A: 1140-1148, 1996.

17. HOPF, CH., SANDT, E., HEINE, J.: Die Progredienz unbehandelter idiopathischer Skoliosen im Röntgenbild. *Fortschr. Röntgenstr.* 151, 3; (Thieme, Stuttgart), pp. 311-316, 1989.

18. LONSTEIN, J.E., CARLSON, J.M.: The prediction of curve progression in untreated idiopathic scoliosis during growth. *J Bone Joint Surg,* [Am] 66: 1061, 1984.

19. MASSO, P.D., MEEROPOL, E., LENNON, E.: Juvenile onset scoliosis followed up to adulthood: orthopaedic and functional outcomes. *Pediatric Orthopedics*, 22: 279-284, 2002.

20. LEE, G.A., BETZ, R.R., CLEMENTS, D.H., HUSS, G.K. : Proximal kyphosis after posterior spinal fusion in patients with IS. *Spine*, 24: 795-799, 1999.

21. BROOKS, H.L., AZEN, S.P., GERBERG, E., BROOKS, R., CHAN, L.: Scoliosis: A prospective epidemiological study. *J Bone Jt Surg*, 57-A: 968-972, 1975.

22. SOUCACAS, P.K., SOUCACO, P.N., BERIS, A.E.: Scoliosis elasticity assessed by manual traction. *Acta orthop Scand*, 67: 169-172, 1996.

23. SOMERVILLE, E.W.: Rotational lordosis:the development of a single curve. *Journal of Bone & Joint Surgery*, 34-B: 421-427, 1952.

24. BURWELL, R.G.: Aetiology of idiopathic scoliosis: current concepts. *Pediatric Rehabilitation* 6: 137-170, 2003.

25. ROAF, R.: The basic anatomy of scoliosis. *Journal of Bone & Joint Surgery*, 48B: 786-792, 1966.

26. ROAF, R.: Chapter 10: Growth disorders of uncertain aetiology: scoliosis and adolescent kyphosis. In: R. Roaf (editor) Spinal Deformities, 2 nd edn (London: Pitman Medical), pp 179-209, 1980.

27. ROAF, R.: Rotation movement of the spine with special reference to scoliosis. *Journal of Bone & Joint Surgery,* 40B: 312-332, 1958.

28. ROAF, R.: Vertebral growth and its mechanical control. *Journal of Bone & Joint Surgery*, 42-B: 40-59, 1960.

29. DICKSON, R.A., LAWTON, J.O., ARCHER, J.A. et al.: The pathogenesis of idiopathic scoliosis. Biplanar spinal asymmetry. *Journal of Bone & Joint Surgery*, 66-B: 8-15, 1984.

30. MILLNER, P.A. and DICKSON, R.A.: Idiopathic scoliosis:biomechanics and biology. *European Spine Journal*, 5: 362-373, 1996.

31. RASO, V.J. : Biomechanical factors in the etiology of idiopathic scoliosis. *Spine: State of the Art Reviews*, 14: 335-338, 2000.

32. WEISS, H.R: Das „Sagittal Realignment Brace“ (physio-logic brace) in der Behandlung von erwachsenen Skoliosepatienten mit chronifiziertem Rückenschmerz. *MOT* 125: 45-54, 2005.

33. LONSTEIN, E.J.: Idiopathic Scoliosis. In: Moe's Textbook of Scoliosis and Other Spinal Deformities.(W.B. Saunders Company, Philadelphia) pp 219-257, 1995.

34. GOLDBERG, C.J.:, DOWLING, F.E. and FOGARTY, E.E.: Adolescent idiopathic scoliosis: is rising growth rate the triggering factor in progression? *European Spine Journal*, 2: 29-36, 1993.

35. STOKES, I.A.F.: Die Biomechanik der Wirbelsäule. In: WEISS, HR: Wirbelsäulendeformitäten – Konservatives Management (Pflaum, München) 49-77, 2003.

36. ARKIN, A.M., KATZ, J.F: The effects of pressure on epiphyseal growth. The mechanism of plasticity of growing bone. *J Bone Joint Surg* [Am] 38: 1056-1076, 1956.

37. GOODING, C.A., NEUHAUSER, E.B.D.: Growth & development of the vertebral body in the presence and absence of normal stress. *Am J Roentgen Radium Therapy Nuclear Med* 93: 388-394, 1965.

38. STOKES, I.A., SPENCE, H., ARONSSON, D.D., KILMER, N.: Mechanical modulation of vertebral body growth. Implications for scoliosis progression. *Spine*. 21: 1162-7, 1996.

39. LANDAUER, F. WIMMER, C., BEHENSKY, H.: Estimating the final outcome of brace treatment for idiopathic thoracic scoliosis at 6-month follow-up. *Pediatric Rehabilitation*, 6: 201-207, 2003.

40. CASTRO, F.P.: Adolescent idiopathic scoliosis, bracing and the Hueter-Volkmann principle. *The Spine Journal*, 3: 80-185, 2003.

41. WEISS, H.R.: Imbalance of electromyograpic activity and physical rehabilitation of patients with idiopathic scoliosis. *European Spine Journal*, 4: 240-243, 1993.

42. KLAWUNDE, G., ZELLER, H.J., SEIDEL, H. *et al.*: Neurophysiologische und lungenfunktionsdiagnostische Untersuchungen zur Wirkung von Gymnastik und manueller Therapie bei juvenilen Skoliosen. *Z. Physiother,* 40: 103-111, 1988.

43. WEISS, H.R., NEGRINI, S., RIGO, M., KOTWICKI, T., GRIVAS, T.B., MARUYAMA, T. *et al.*: Physical exercises in the treatment of idiopathic scoliosis at risk of brace treatment - SOSORT consensus paper 2005. *Scoliosis,* 1: 6, 2006.

44. GLASSMAN, SD., BRIDWELL, K., DIMAR. JR., HORTON, W., BERVEN, S., SCHWAB, F.: The impact of positive sagittal balance in adult spinal deformity. *Spine*, 30: 2024-2029, 2005.

45. WEISS, H.R, DALLMAYER., R, GALLO, D.: Sagittal Counter Forces (SCF) in the Treatment of Idiopathic Scoliosis – A Preliminary Report. *Pediatric Rehabilitation,* 9: 24-30, 2006

46. WEISS, H.R., KLEIN, R.: Improving Excellence in Scoliosis Rehabilitation – A Controlled Study of Matched Pairs. *Pediatric Rehabilitation*, 9 (3): 190-200, 2006.

47. WEISS, H.R., RIGO, M.: Befundgerechte Physiotherapie bei Skoliose. (Pflaum, München), 2001.

48. RIGO, M. : Radiological and cosmetic improvement 2 years after brace weaning – a case report. *Pediatric Rehabilitation*, 6: 195-199, 2003.

49. RIGO, M., REITER, CH., WEISS, H.R.: Effect of conservative management on the prevalence of surgery in patients with adolescent idiopathic scoliosis. *Pediatric Rehabilitation*, 6: 209-214, 2003.

50. WEISS, H.R., HAWES, M.: Letters to the editor. *The Spine Journal*, 2004.

51. DICKSON, R.A., LEATHERMAN, K.D.: Cotrel traction, exercises, casting in the treatment of IS: a pilot study and prospective randomized controlled clinical trial. Acta *Orthop Scand,* 49: 46-48, 1979.

52. WEISS, H.R., WEISS, G. SCHAAR, H.J.: Incidence of surgery in conservatively treated patients with scoliosis. *Pediatric Rehabilitation*, Apr.-Jun. 6(2): 111-8, 2003.

53. MARUYAMA, T, KITAGAWA, T., TAKESHITA, K., MOCHIZUKI, K., NAKAMURA, K.: Effectiveness of conservative treatment for idiopathic scoliosis – a combination of brace treatment and physical treatment. *Pediatric Rehabilitation,* 7(1): 56, 2004.

54. WEISS, H.R., HOLLAENDER, M., KLEIN, R.: ADL based scoliosis rehabilitation – The key to an improvement of time-efficiency? Stud Health Technol Inform. 123: 594-598, 2006.

55. O´BRIEN, J.: Scoliosis Patient Care: More than just a method, Educational Meeting, 3rd. International Conference on Conservative Management of Spinal Deformities (SOSORT), Poznan, Poland, April 7th. – 8th. 2006.

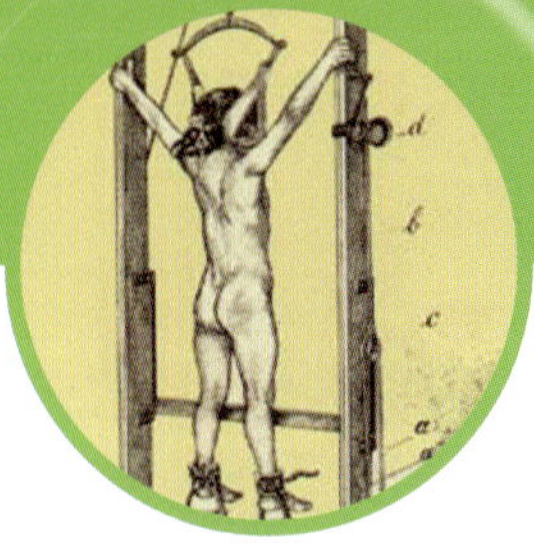

Chapter 2

과학적 증거가 있는 치료 모듈

유럽 대륙,[1, 2, 3] 특히 독일에서는 진단 시에 보존적 치료 접근방법을 적극적으로 밀고 나간다.[4, 5, 6, 7, 8, 9] 청소년기 환자의 경우, 콥의 주장에 따라 15°의 각도에서 통원물리치료를 시작한다. 20° 내지 30°의 만곡이 있을 때 보조기를 장착했든 하지 않았든 예후에 따라 척추측만증 집중재활치료(SIR)를 권장한다. 성인의 특발성 척추측만증(IS)은 중등도의 통증이 있는 상태에서 만곡이 30° 내지 40°가 된 경우에 통원물리치료를 한다. 훈련을 받은 물리치료사들이 여러 지역에 있으므로, 환자는 집에서 가까운 곳에서 통원치료를 받을 수 있다. 심폐기능 장애 및 통증과 연관되어 만곡이 40°가 넘는 성인 환자의 경우에 척추측만증 집중재활치료(SIR)를 권장한다. 입원치료를 하게 되면 매일 6시간씩 집중재활치료를 한다.

통원물리치료(특수 운동)

만곡이 15° 내지 20°인 환자는 통원치료를 받을 때에 특수 운동을 하게 된다. 10° 미만의 만곡은 아주 흔하며, 양호한 예후를 보이지만,[10] 다른 한편으로 만곡이 심할수록 물리치료가 더 효과적이다.[5, 6] 독일에서는 슈로스 프로그램(그림 6)[11]과 보이타(Vojta) 원칙에 입각한 운동[12]을 주로 하지만,[5, 7] 독일 이외의 국가에서는 보통 측방이동(side shift) 운동을 한다.[13]

척추측만증 재활치료

보존적 치료의 황금 표준이었던 척추측만증 집중재활치료(SIR)에서는 레너트-슈로스(Lehnert-Schroth)가 설명한 원칙에 따라 물리치료 방법과 교정행동 양식을 결합하여 환자 개개인에게 맞춘 운동 프로그램을 이용했다.[11] 슈로스에 따른 3차원적 척추측만증 치료는 오늘날에도 이용하고 있는 주요 척추측만증 집중재활치료(SIR) 방법으로서, 감각운동(sensomotor)원리와 운동(kinesthetic) 원리를 기반으로 하며, 그 목표는 (1) 비대칭 자세의 교정이 용이하게 이루어지도록 하고, (2) 환자에게 일상활동을 하면서 교정된 자세를 유지하도록 가르치는 데 있다.

척추센터, 일반정형외과의, 소아과 의사와 일반의가 척추측만증 집중재활치료(SIR)를 추천

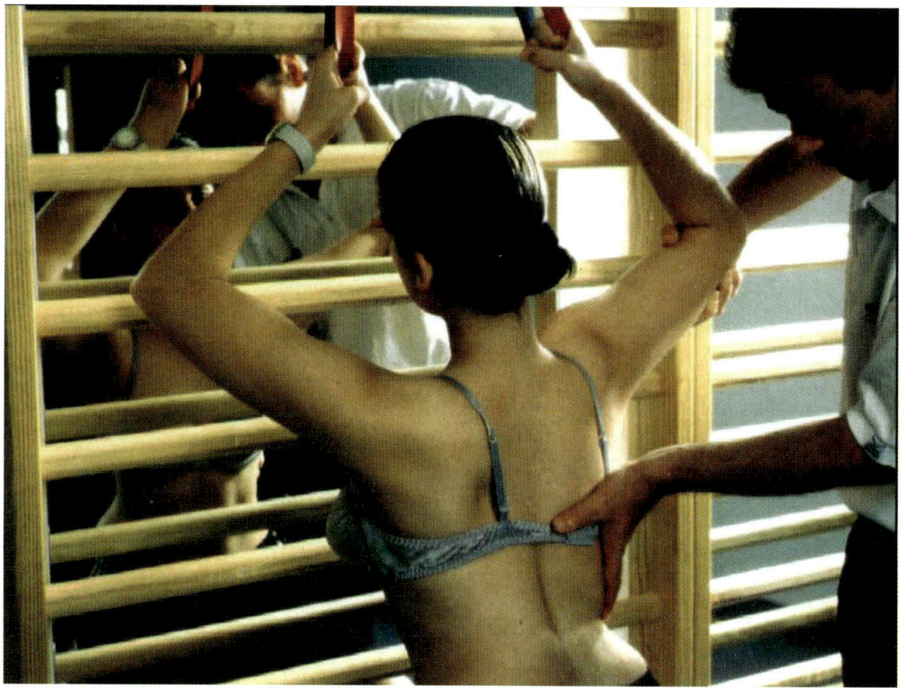

그림 6 거울 모니터링, 자세반사(postural reflexes), 촉각자극(tactile stimulation) 등을 이용하여 능동적인 3차원적 자동교정(auto correction)을 가르치고 있다. 최대한 자세교정을 하게 되면, 환자가 자신의 자세를 인지하기가 용이하다.

했다. 과학계에서 이러한 프로그램을 인정하도록 연구를 수행한 시점에서는 초기치료를 위해 최소 6주의 시간이 필요했다.

각 환자의 프로그램을 감독했던 현지 의사(정형외과의 2명 및 물리의학과 재활분야의 전문의 또는 일반의 7명)들의 지도 하에, 환자들이 집단을 지어 입원하고 입원 첫 날은 3차원적 기형을 진단 및 평가했다.

치료 프로그램은 고유수용감각 자극과 외부수용감각 자극의 도움을 받아 척추측만 자세를 교정하는 과정으로 구성되었으며, 입원 후 3일이 되는 날부터 치료를 시작했다. 평일에는 10분씩 단체로 준비운동(warm-up)을 하고, 아침 저녁에 각각 두 시간씩 환자는 자신에게 맞는 집단으로 가서 운동을 하고, 그 사이에 짧게 개인훈련을 받았다.

개인 및 집단운동프로그램에서는 모든 운동을 지도하고, 원하는 만큼 교정을 하는 데 필요한 외부수용감각자극을 주는 물리치료사와 스포츠치료사의 도움을 받는 것이 중요하다. 개인의 만곡 유형에 따라 환자는 특수운동집단에 배정이 되어 매일 추가로 두 시간씩 운동을 했다(그림 7). 체간의 균형과 기동성(mobility)을 회복하도록 목표 견인력을 이용하는 비대칭으로 서는 운동을 하면 교정된 자세를 개발 및 유지하기가 용이했다. 늑골 돌출부를 고정하거나 그 외 체간과 요추 비대칭을 고정하도록 마루운동을 하면서 빈백(beanbag) 의자를 이용해서 국부적으로 지속적인 압력을 가했다.

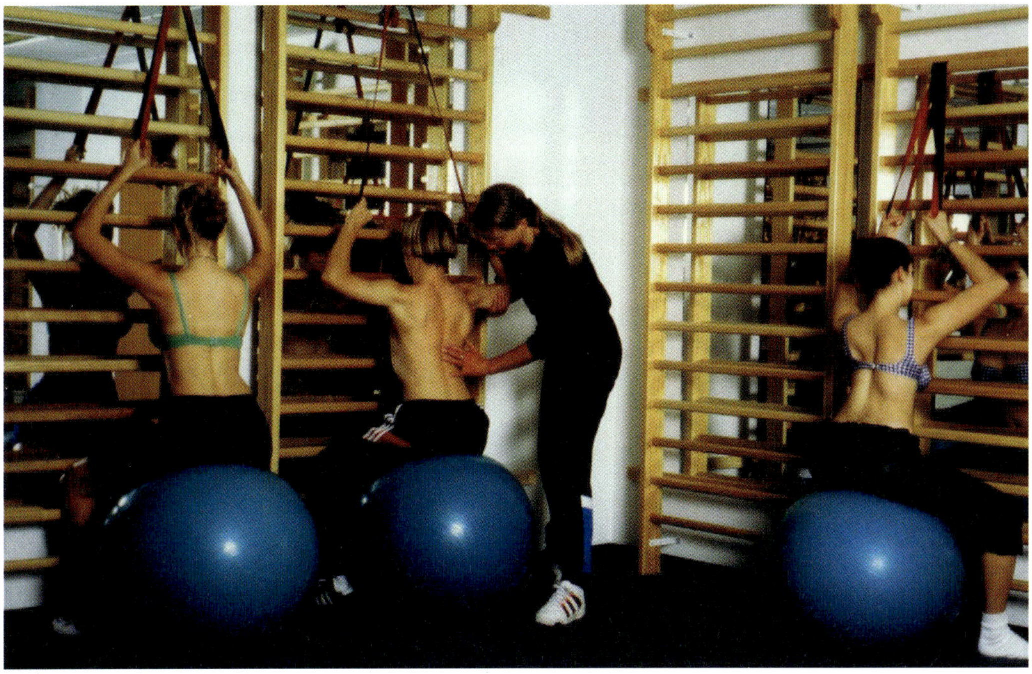

그림 7 척추측만증 집중재활치료(SIR)를 할 때에 개인의 만곡 유형에 따라 환자를 특수 운동집단에 배정했다.
이 사진에서는 우측 흉추 만곡 유형이 있는 집단이 운동을 하고 있다.

슈로스 운동 중 하나인 '회전호흡(rotational breathing)' 운동을 통해 교정이 자리를 잡았다. 체간의 불룩한 부위를 선택적으로 수축시키면 흡입한 공기가 가슴과 늑골의 오목한 부위로 가서 이 부위의 연조직이 늘어나고 운동을 하게 된다.[8] 2명의 전임 호흡치료사가 각 환자의 활력징후를 살펴보고 교정된 호흡 형태로 운동을 하는 데 도움을 주었다. 기형 진단과 치료의 충격(필요한 경우)에 대해 환자가 느끼는 기분을 스스로가 대처하는 데 도움이 되도록 3명의 현지 심리학자가 심리상담을 했다. 환자는 불안, 우울증 또는 기타 심리적 고통에 대응하여 정신요법을 요청할 수 있었다. 저녁 집단치료는 선택 가능하며, 이 시간에는 명상 등 이완요법(relaxation therapies)을 하고 시각화 접근방법(visualization approaches) 또한 이용할 수 있었다.

입원치료가 끝나는 시점에는 치료사가 지도하지 않는 상태에서 거울을 보지 않고도 환자 개인의 교정된 자세를 정형화하고, 일상활동에서 그 자세를 유지할 수 있도록 하는 데 그 목표를 두었다.

1921~1945년에 이루어졌던 원래의 슈로스 입원 프로그램(Schroth in-patient program)[11]은 더 길었다. 카트리나 슈로스(저자의 할머니)는 만곡이 100°인 환자를 3~9개월 이상 치료했다. 카트리나 슈로스의 딸의 저서에서 언급했던 대로[11] 추가로 보조기를 사용하지 않아도 오랜 기간 동안 슈로스 훈련을 집중적으로 하면서 임상적으로 상당한 호전을 보였다.

현재, 재활시간을 줄인(3~4주) 척추측만증 입원재활치료가 통원재활치료보다 뛰어나다는 증거는 없다.[14]

척추측만증 재활치료 시 통원치료보다 입원치료의 심리적인 효과가 더 클 수도 있다는 점은 의심할 여지가 없지만, 건강과 관련된 문제에 있어서 입원재활치료가 통원치료보다 더 효과적이라는 증거는 없다.[14]

그러므로, 심리적 효과를 보기 위해서는 2주 프로그램이 충분할 것으로 여겨진다. 실제로, 청소년기 환자를 대상으로 3일 집중통원치료를 시험한다.

입원치료보다 통원치료가 비용 면에서 확실히 효과적이다.

과잉교정을 위한 보조기 사용

성공적으로 보조기 치료를 마치기 위한 주요 매개변수로 두 가지 요인이 대두되었다. 골드베르크와 동료[15]들은 보조기 치료에 잘 순응하는 환자에서 순조로운 결과가 나타난다는 두 개의 참고문헌을 인용했다.[16, 17] 그러나, 보조기 치료를 성공적으로 마치는 데 있어 반드시 필요한 기준은 실제 교정범위이다. 문헌 고찰을 토대로, 보조기를 이용한 일차 교정과 최종 교정 결과 간에 직접적인 양의 상관관계가 있음을 확인했다.[18] 멜레로비츠(Mellerowicz) 등[19]과 란다우(Landauer)[20]는 각각 성공적으로 보조기 치료를 하기 위해서는 환자의 순응과 보조기를 사용했을 때의 일차 교정 결과가 가장 중요한 변수(variables)라는 결론을 내렸으며, 이들의 연구가 일차 교정 결과의 중요성을 뒷받침한다.

청소년기 특발성 척추측만증(AIS) 치료에서는 척추측만증의 이차적 증상과 X선에만 변화가 생기는 것이 아니라, 청소년에게 가장 중요한 문제인 기형의 심미적 문제를 개선하는 데 그 목적을 두고 있다(그림 8).[10, 15] 보조기를 써서 질병의 진행과정이 늦춰질 수 있다 하더라도, 심미적 외양과 늑골융기(rib hump)가 항상 보기 좋은 것만은 아니고, X선 상에서 성공적으로 치료되었다고 환자가 인정한 대로 성공적인 치료가 이루어진 것이 아닐 수도 있다는 써본(Thulbourne)과 길레스피(Gillespie)[21]의 말이 맞을 수도 있다. 그러나, 리고(Rigo)는 실제 체뉴 보조기 표준(Chêneau brace standard)을 사용하여 심미적인 기형이 상당히 호전되었고,[22] 질병 진행속도도 유의하게 감소했음을[23] 증명했다. RSC 보조기로 정면을 교정하는 경우, 평균적으로 주요 만곡이 30% 내지 40%가 교정되었고, 추체의 회전(vertebral rotation)도 상당히 감소했으며(22%) 오늘날에는 이를 더욱 개선시킬 가능성도 있다. 이제 우리가 알다시피, 환자의 순응과 전액면(frontal plane) 교정뿐만 아니라 3차원적인 교정이 보조기를 사용하는 보존적 치료에 있어 중요한 역할을 한다.

체뉴 보조기(Chêneau brace)를 사용한 척추측만증 치료가 현재 독일, 스페인, 폴란드에서 가장 실용적인 보존적 치료방법이다. 또한, 프랑스와 이탈리아에서도 이 보조기를 사용한다. 체뉴 보조기(Chêneau brace)는 환자의 과잉-교정 양각 석고틀(hyper-corrected positive plaster mould)로 만든 열가소성 보조기(thermoplastic brace)로 정의된다. 특수 패드 부분은 체간에 감념력(detorsional force, 만곡을 교정하도록 뒤틀림을 푸는 힘)을 전해주도록 고안했다. 호흡운동(breathing movement)으로 능동적인 교정을 할 수 있도록 팽창실(expansion room) 또한 포함되어 있다. 체뉴 보조기(Chêneau brace)를 사용하여 뛰어난 교정효과와 순조로운 결과를 맛본 환자들에 대한 임상 체험사례가 있으므로 중부 유럽의 여러 곳에서 이 보조기를 사용하고 있다.

세계적으로 사용하고 있는 보조기 대부분은 조립과정이 공통적이며, 특수한 만곡 유형을 다루지는 않는다.[16, 24, 25] 수학적으로 만곡 유형의 종류는 무한하며 모두 각각의 3차원적 특징이 있다. 대부분의 만곡 유형의 경우 단순히 흉추 만곡, 요추 만곡, 이중 주 만곡, 흉요추 만곡을 구분하고 하나의 단일 조립과정[16, 17, 18]을 적용하는 것만으로는 충분치 않을 것이다. 보조기의 길이를 조정한다고 해서 미세한 조정이 이루어지지 않으므로 각기 다른 유형의 만곡을 교정하기는 어렵다.

두 가지 기능적 만곡 유형에 맞게 원래의 체뉴 보조기(Chêneau brace)의 조립방법은 두 가지가 있다.[26] 서로 다른 각각의 만곡 유형에 맞게 특정 부분에 교정력이 더 가해지도록 중부 유럽의 최근 보조기 사용 개념에서는 킹 분류(King classification)[27]를 이용한다.[26] 그러러

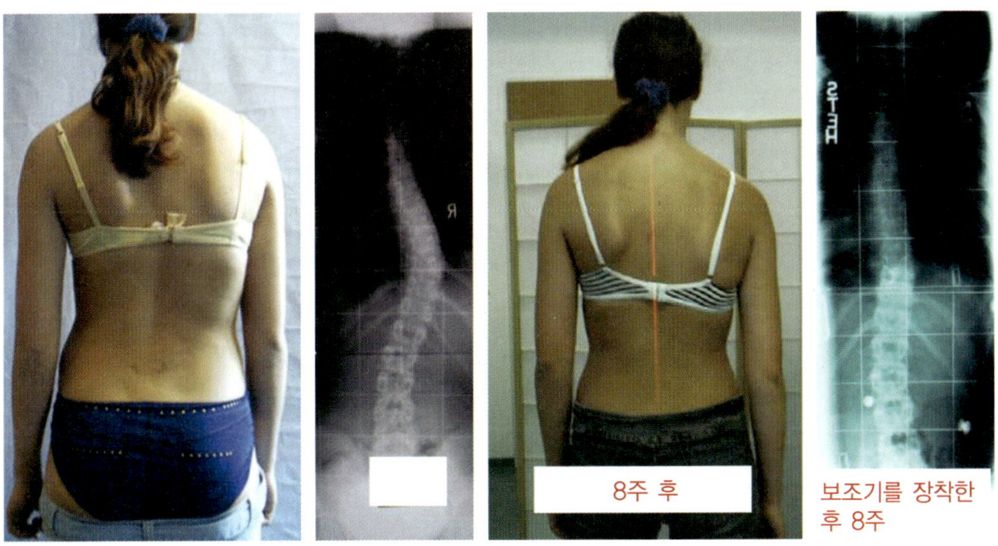

그림 8 X선에서 입증한 대로, 8주 동안 보조기 치료를 한 후 허용범위의 교정효과를 보여주는 양호한 임상적 교정.

나, 여전히 흉요추 만곡과 요추 만곡이 완벽히 구분되지 않는다. 앞서 설명한 원리에 따른 보조기 치료의 결과는 평균적으로 양호했지만,[18, 20, 23, 26, 28, 29, 30, 31] 어떤 사례에서는 진보된 보조기 사용 개념이 무용지물이었다. 문제는 보조기가 어떤 경우에는 효과적이지만 어떤 경우에는 그렇지 않은 이유를 말할 수 있는 사람이 없다는 점이다. 이를 해결하는 방법은 보다 특정한 보조기 사용 제도(regimes)에서 찾아볼 수 있다.

만곡의 진행은 주로 첫 이차 성징 발현시기〔태너(Tanner) 1~2〕와 골성숙기 사이의 사춘기 성장가속기에 알아볼 수 있다.[32] 론스테인(Lonstein)과 칼슨(Carlson)[33]은 초기 콥 각도와 발병 연령이 관계가 있음을 알게 되었다. 20°~29°의 만곡을 11세 이전에 진단받은 경우 만곡이 진행될 위험은 100%이며 15세에 이러한 진단을 받은 경우에는 사례의 16%에서만 만곡이 진행되었다.[33] 페터슨(Petersen) 등[34]은 척추측만증의 예후가 골성숙도(skeletal maturity)와 생활연령(chronological age)뿐만 아니라 만곡 유형에 따라 달라진다고 기록했다.

만곡 유형에 따라 예후와[34] 생체역학적 성질이 달라지지만, 대부분의 보조기 사용 개념에서는 서로 다른 만곡 유형을 전부 다루지 못한다는 사실을 고려해야 한다. 오늘날에는 석고틀을 이용하지 않고도 각 만곡 유형에 맞는 보조기를 설계할 수 있다. CAD 기술을 이용하여 체뉴 보조기(Chêneau brace)로 치료를 하는 경우, 새로운 X선(서 있는 자세에서 척추 전체)과 체간 사진(가능하다면 등과 전면, 측면) 외에도 기형과 교정 정도를 나타내는 정적 및 동적 측정값이 필요하다.

이러한 절차를 거친 후에 만곡 유형, 환자의 연령 및 만곡 정도를 고려한 적절한 모형을 선택하도록 특정 분류(그림 9, 4장 참조)에 따라 만곡 유형을 처음으로 결정하는 전문가에게 이메일을 통해 자료를 보낸다. 환자의 정적 및 동적 측정값에 기초하여 어떤 보조기가 최종적으로 구성되는가에 따라 거품 모형(foam model)을 만든다(그림 10).

해부-방사선학적 유형. 리고 분류

흉추

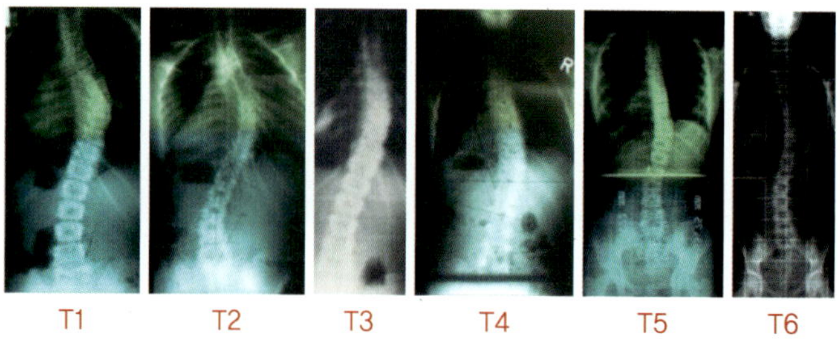

그림 9 흉추 만곡의 6가지 리고 유형. 보조기 치료에 대해서는 15가지 유형으로 보다 자세하게 분류가 되었다. 오늘날 CAD/CAM 교정기 사용(Gensingen BraceTM)에 대한 가장 최근의 개념에서는 새로운 분류 체계를 이용한다.

체뉴 보조기(Chêneau brace)가 실행 가능한 보존적 치료방법이 될 가능성이 있음에도 불구하고, 여전히 환자에게 치료 옵션에 대한 공정한 관점을 제안하는 데는 고군분투하고 있다. 저자의 실험에서는 보존적 치료 때문에 특정 기간 동안 삶의 질에 영향을 받을 수도 있지만 만곡이 40°가 넘어가는 환자들을 포함하여 많은 환자들이 이 치료를 택했다.

보존적 치료의 결과

a. 물리치료/척추측만증 재활치료

보존적 치료와 관련된 특발성 척추측만증(IS)의 증상과 징후에서 긍정적인 변화를 측정할 수 있음을 사례연구를 통해 입증했다.[3, 6, 7, 8] 6주의 재활치료를 마친 후에 800명 이상의 환자 중에, 거의 모든 사례에서 흉곽 확장에 작지만 유의한 호전이 있었고, 폐활량(VC)도 14~19%

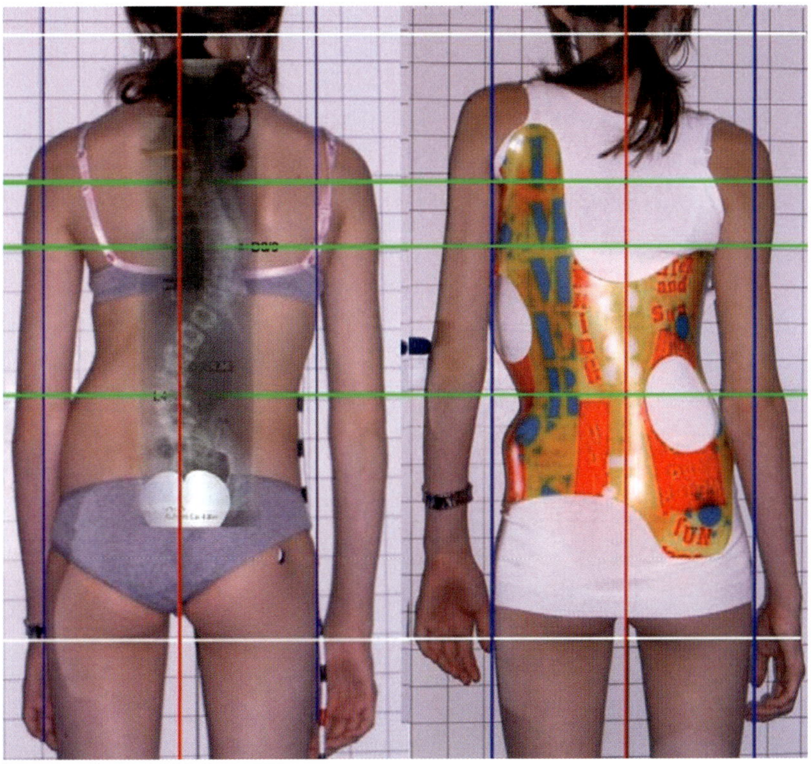

그림 10 환자의 임상적인 측면을 잘 보여주는 유용한 보조기. 이 사진은 청소년기 특발성 척추측만증(AIS)이 우측 흉추에 발병한 환자가 T 1/2 유형을 치료하기 위해 레그니에르(Regnier) 보조기를 착용한 모습이다.
흉추의 요측(concave side)에 나타나는 고유의 보상상실(decompensation)로 인해 반대쪽에 변화가 생겼다(© Freddy Hoeltzel, Regnier GmbH).

호전이 이루어졌다.[8)] 중증의 척추측만증을 앓고 있는 794명의 성인환자 가운데 입원 시 우심실 긴장의 징후가 최소한 하나인 환자가 55%였으며, 치료가 끝날 무렵에는 12%만이 기능장애의 징후를 보였고, 동일한 환자 집단 내에서 폐활량은 250mL가 증가했다.[35)] 107명의 환자를 대상으로 한 연구에서는 재활치료 후에 각 환자의 평균 콥 각도가 43°에서 39°로 감소했으며, 20°까지 호전되는 사례도 있었다.[36)] 연구를 통해 재활치료 후에 통증[9, 37, 38)]과 심리적 고통[39, 40)]도 유의하게 호전되었음이 밝혀졌다. 예비연구의 결과는 1980년대 후기에 물리치료를 받은 환자 181명의 질병진행 발생률이 자연사 조사(natural history surveys)를 토대로 예상한 질병진행 발생률보다 유의하게 낮았다는 결과와 일치했다.[6)]

특발성 척추측만증(IS) 어린이의 질병진행 발생률이 물리치료를 중심으로 한 중재방법을 통해 늦춰질 가능성이 있다는 가설을 검증하기 위한 또 다른 연구가 2003년에 이루어졌으나, 여기에는 1989~1991년에 치료했던 환자사례도 포함되었다.[41)] 여기에서는 질병진행 발생률(≥5°)을 결과지표로 하고 진단 시 연령, 성별 및 만곡 정도에 따라 치료군과 대조군(untreated)을 대상으로 두 가지 전향적 연구(prospective study)를 수행하여 그 결과를 추적검사했다. 치료 방법은 진단 그룹에 맞게 물리치료사가 보조하는 집중운동 등 환자에 맞춘 물리치료를 제공하는 6주간의 입원재활치료(SIR) 프로그램이었다. 입원재활치료(SIR)를 받은 집단에는 만곡이 심한 환자도 있었지만, 대조군의 질병진행 발생률은 치료군보다 1.5배(71.2% vs. 46.7%) 내지 2.9배(55.8% vs. 19.2%) 높았다. 통계적으로 그 차이는 매우 유의했다. 이 연구의 결과는 운동-기반 요법의 감독 프로그램을 통해 특발성 척추측만증 어린이의 질병진행 발생률을 낮출 수 있음을 말해준다.

b. 보조기 사용

특정 보조기 사용 결과는 보조기가 유용할 가능성이 있다는 가설을 뒷받침해준다.[16, 18, 20, 25, 29)] 보스턴(Boston) 보조기는 질병진행을 예방하는 데 효과가 있었지만,[16, 25)] 보스턴 보조기를 이용해 치료했을 때 콥 각도와 심미적 외양이 개선될 가능성이 있다는 근거가 없어 국제 문헌에서는 그 효과가 입증되지 않았다. 보조기 치료의 유용성은 하루 중 치료를 언제 했는가에 따라 달라진다. 메타분석[42)]이나 대조군 임상연구[43)]에서 모두 야간시간에 보조기를 사용했을 때 그 효과를 입증하지 못했다. 그러나, 야간시간에 보조기를 사용하도록 공격적인 마케팅이 이루어졌으며 이는 규제를 받지 않았다.[44, 45, 46, 47)]

골드베르크(Goldberg)와 동료들[15)]은 미국인의 보조기 사용 전략으로도 수술 발생률이 유의하게 감소하지 않았음을 보고했다. 아일랜드에서 밀워키(Milwaukee) 보조기와 겨드랑이에 끼는 미국 TLSO 보조기 모두 이를 사용하지 않은 대조군과 비교했을 때 수술 발생률에 유의한 영향을 주지 못했다.

그러나 중부 유럽에서는 보조기가 더 성공적으로 만들어진 듯하다. 문헌 검토를 통해, 유럽 표준을 적용한 보조기를 사용했을 때 미국 보조기를 사용했을 때보다 훨씬 초기 교정이 잘

되었다.[18]

1985년에 호프(Hopf)와 헤인(Heine)[29]은 체뉴 보조기(Chêneau brace)를 사용해서 초기에 콥 각도가 40% 넘게 교정 되었음을 보여주었다.

란다우어(Landauer)[20]는 체뉴 보조기(Chêneau brace)를 사용했을 때 40%가 넘는 교정효과로 인해 콥 각도가 평균 7° 정도 개선이 되어 장기적(착용 중지 후 2년)으로 순응이 이루어졌음을 입증했다.

치료를 받지 않은 대조군과 보존적 치료를 받은 척추측만증 환자를 대상으로 수술 발생률에 대한 후향적 분석(retrospective analysis)을 했다.[48] 이를 위해, 본 연구기관의 데이터베이스에서 1993~1996년까지 보존적 치료를 받은 척추측만증 환자를 선택했다. 치료군의 수술 발생률을 아일랜드의 한 연구기관에서 보고한 수술 발생률과 비교했다.

대조군도 마찬가지지만, 모든 환자는 마지막으로 검사를 받았을 때 최소 연령이 15세였다.

만곡 각도가 33.4°(SD=18.9)이며 각기 다른 병인을 가진 척추측만증 여성환자 343명 중, 41명(11.95%)이 수술을 받았다. 치료군의 수술 발생률은 대조군(청소년기 특발성 척추측만증만이 있는 환자)의 수술 발생률(28%)보다 유의하게 낮았다. 본 연구기관의 청소년기 특발성 척추측만증(AIS) 환자(n=179)는 수술 발생률이 7%보다 약간 높았다. 이를 골드베르크(Goldberg)의 연구[15]에서 치료하지 않은 환자와 비교했을 때, 체뉴(Chêneau) 보조기를 사용하고 재활치료를 병행했을 때 수술 발생률이 상당히 감소했다.[28]

바이스(**Weiss H.-R.**)의 Rehabilitation of adolescent patients with idiopathic scoliosis - a review of literature 수정

Pediatric Rehabil. 2003 Jul-Dec;6(3-4): 183-94.

참고문헌

1. KLISIC, P., NIKOLIC, Z. : Attitudes scoliotiques et scolioses idiopathiques: prévention à l'école. Personal communication. Journées Internationales sur la prévention des scolioses à l'âge scolaire. Rome 1982.

2. MOLLON, G., RODOT, J.C. : Scolioses structurales mineures et kinesithérapie. Etude statistique comparative et résultats. Kinésithér Scient, 244: 47-56, 1986.

3. RIGO, M., QUERA -SALVÁ, G., PUIGDEVALL, N.: Effect of the exclusive employment of physiotherapy in patients with idiopathic scoliosis. Retrospective study. In: Proceedings of the 11th International Congress of the World Confederation For Physical Therapy. London, 28 July - 2 August 1991: 1319-1321.

4. WEISS, H.R., RIGO, M.: *Befundgerechte Physiotherapie bei Skoliose*. (Pflaum, München), 2001.

5. PAUSCHERT, R., NIETHARD, F.: Ergebnisse der krankengymnastischen Behandlung auf neurophysiologischer Grundlage bei idiopathischer Skoliose: Eine prospektive Analyse. In: H.R. Weiss (editor). Wirbelsäulendeformitäten Band 3, (Springer, Stuttgart), pp 47-51, 1994.

6. WEISS, H.R., LOHSCHMIDT, K., EL OBEIDI, N., VERRES, CH.: Preliminary results and worst-case analysis of in-patient scoliosis rehabilitation. *Pediatric Rehabilitation*, 1: 35-40, 1997.

7. WEISS, H.R.: Skolioserehabilitation. Qualitätssicherung und Patientenmanagement. Thieme, Stuttgart, 2000.

8. WEISS, H.R.: The effect of an exercise program on VC and rib mobility in patients with IS. *Spine*, 16: 88-93, 1991.

9. WEISS, H.R.: Scoliosis-Related Pain in Adults – Treatment Influences. *European Journal of Physical Medicine and Rehabilitation,* 3: 91-94, 1993.

10. WEINSTEIN, S.L.: Natural history. *Spine*, 24: 2592-2600, 1999.

11. LEHNERT-SCHROTH, C.: Dreidimensionale Skoliosebehandlung. 6. Auflage. Stuttgart: Urban & Schwarzer, 2000.

12. VOJTA, V.: Die cerebralen Bewegungsstörungen im Säuglingsalter. 2. Auflage. (Stuttgart, Enke), 1976.

13. MEHTA, M.H.: Active auto-correction for early adolescent idiopathic scoliosis. *J Bone Jt Surgery,* 68: 682, 1986.

14. WEISS, HR., GOODALL, D.: Is Scoliosis In-patient rehabilitation clinically effective? A systematic Pub Med review. 6th International Conference on Conservative Management of Spinal Deformites. May 21-23, 2009 - Lyon, Franc

15. GOLDBERG, C.J., MOORE, D.P., FOGARTY, E.E., DOWLING, F.E.: Adolescent idiopathic scoliosis: the effect of brace treatment on the incidence of surgery. *Spine*, 26: 42-47, 2001.

16. EMANS, J.B., KAELIN, A. BANCEL, P., *et al.* : The Boston bracing system for idiopathic scoliosis : Follow-up results in 295 patients. *Spine,* 11: 792-801, 1986.

17. FERNANDEZ-FELIBERTI, R. FLYNN, J., RAMIREZ, N., *et al.*: Effectiveness of TLSO bracing in the conservative treatment of idiopathic scoliosis. *J Paediatr Orthopaed,* 15: 176-81, 1995.

18. WEISS, H.R.: Standard der Orthesenversorgung in der Skoliosebehandlung. *Med Orth Tech*, 115: 323-330, 1995.

19. MELLEROWICZ, H., BÖCKEL, T., NEFF, G., FREY, R.: Mittel- und Langzeitergebnisse der Behandlung von lumbalen Skoliosen mit dem Boston-Brace. Paper read at the 42. Jahrestagung der Vereinigung Süddeutscher Orthopäden e.V., 28. April bis 1. Mai, Baden-Baden, 1994.

20. LANDAUER, F.: Ist die Therapie mit dem Chêneau-Korsett wirksam? In: A.B. Imhoff AB (Editor). Fortbildung Orthopädie 2. Die ASG-Kurse der DGO., Steinkopff, Darmstadt, pp 31-38, 1999.

21. THULBOURNE, T., GILLESPIE, R.: The rib hump in idiopathic scoliosis: Measurement, analysis and response to treatment. *J Bone Joint Surg, [Br]* 58: 64-71, 1976.

22. RIGO, M.: 3-D Correction of Trunk Deformity in Patients with Idiopathic Scoliosis Using Chêneau Brace. In: I.A.F., Stokes (editor). Research into Spinal Deformities 2. (IOS Press, Amsterdam), pp 362-365, 1999.

23. RIGO, M., QUERA-SALVA, G., PUIGDEVALL, N. MARTINEZ, M.: Retrospective Results in Immature Idiopathic Scoliotic Patients Treated with a Chêneau Brace. In: A. Tanguy, B. Peuchot (editors). Research into Spinal Deformities 3 (IOS Press, Amsterdam), pp 241-245, 2003.

24. BLOUNT, W., MOE, J.: The Milwaukee-Brace. 2nd edition (Willimas & Wilkins, Baltimore), pp 1-252, 1980.

25. NACHEMSON, A.L., PETERSON, L.E.: Brace study group of SCR. Effectiveness of treatment with a brace in girls who have AIS. A prospective, controlled study based on data from the brace study of the SRC. *J Bone Jt Surg*, 77-A: 815-822, 1995.

26. WEISS, HR, RIGO M, CHÊNEAU, J. Praxis der Chêneau-Korsettversorgung in der Skoliose-Therapie. Stuttgart, Thieme, 2000.

27. KING, H.A., MOE, J.H., BRADFORD, D.S., WINTER, R.B.: The selection of fusion levels in thoracic idiopathic scoliosis. *J Bone Joint Surg*, 65A: 1302-1313, 1983.

28. RIGO, M., REITER, CH., WEISS, H.R.: Effect of conservative management on the prevalence of surgery in patients with adolescent idiopathic scoliosis. *Pediatric Rehabilitation*, 6: 209-214, 2003.

29. HOPF, CH., HEINE, J.: Langzeitergebnisse der konservativen Behandlung der Skoliose mit dem Chêneau-Korsett. *Z Orthop,* 123: 312-322, 1985.

30. MATUSSEK, J., MELLEROWICZ, H., KLÖCKNER, C., et al.: Zwei- und dreidimensionale Korrektur von Skoliosen durch Korsettbehandlung. Optimierte konservative Therapie der idiopathischen Skoliose durch ein weiterentwickeltes Chêneau-Korsett. *Der Orthopäde,* 29: 490-499, 2000.

31. WEISS, H.R, WEISS, G.M., SCHAAR. H.J.: Operationsinzidenz bei konservativ behandelten Patientinnen mit Skoliose. *Med Orth Tech*, 122: 148-155, 2002.

32. PERDRIOLLE, R., VIDAL, J.: Thoracic Idiopathic Scoliosis Curve, Evolution and Prognosis. *Spine*, 10: 785-791, 1985.

33. LONSTEIN, J.E., CARLSON, J.M.: The prediction of curve progression in untreated idiopathic scoliosis during growth. *J Bone Joint Surg,* [Am] 66: 1061, 1984.

34. PETERSON, L.E., NACHEMSON, A.L.: Prediction of progression of the curve in girls who have AIS of moderate severity (25-35 degrees). *J Bone Jt Surg*, 77-A: 823-827, 1995.

35. WEISS, H.R., BICKERT, W.: Veränderungen elektrokardiographisch objektivierbarer Parameter der Rechtsherzbelastung erwachsener Skoliosepatienten durch das stationäre Rehabilitationsprogramm nach Schroth. *Orthop Praxis* 32, 1996: 450-453, 1996.

36. WEISS, H.R.: Influence of an in-patient exercise program on scoliotic curve. *Italian Journal of Orthopaedics and Traumatology* 3, 1992.

37. WEISS, H.R., VERRES, C., LOHSCHMIDT, K., EL OBEIDI, N.: Schmerz und Skoliose – Besteht ein Zusammenhang? *Orthop Prax*, 9: 602-606, 1998.

38. WEISS, H.R.: Epidemiologie und Risikofaktoren des chronischen Kreuzschmerzes. *Orthop Prax*, 8: 469-477, 1999.

39. WEISS, H.R., CHERDRON, J.: Befindlichkeitsänderungen bei Skoliosepatienten in der stationären krankengymnastischen Rehabilitation. *Orthop Praxis,* 28: 87-90, 1992.

40. WEISS, H.R., CHERDRON, J.: Einflüsse des Schrothschen Rehabilitationsprogamms auf Selbstkonzepte von Skoliose-PatientInnen. *Rehabilitation*, 33: 31-43, 1994.

41. WEISS, H.R., WEISS, G., PETERMANN, F.: Incidence of curvature progression in idiopathic scoliosis patients treated with scoliosis in-patient rehabilitation (SIR): an age- and sex-matched controlled study. *Pediatr Rehabil*, Jan-Mar; 6(1): 23-30, 2003.

42. ROWE, D., BERNSTEIN, S., RIDDICK, M.F., ADLER, F., EMANS, J.B., GARDNER- BONNEAU, D.: A meta-analysis of the efficacy of nonoperative treatments for IS. *J Bone Jt Surg,* 79-A: 664-669, 1997.

43. HOWARD, A.N., WRIGHT, J.G., HEDDEN, D.: A comparative Study of TLSO, Charleston, and Milwaukee Braces for Idiopathic Scoliosis. *Spine*, 23: 2404-2411, 1998.

44. BOWEN, R.M.: Respiratory Management in Scoliosis. In: J. Lonstein, D. Bradford, R. Winter, J. Oglivie (editors). Moe's Textbook of Scoliosis and Other Spinal Deformities, 3rd Edition, (WB Saunders, Philadelphia), pp 572-58, 1995.

45. TRIVEDI, J.M., THOMSON, J.D.: Results of Charleston bracing in skeletally immature patients with idiopathic scoliosis. *J Pediatr Orthop*, May-Jun 21(3): 277-80, 2001.

46. GEPSTEIN, R., LEITNER, Y., ZOHAR, E., *et al.*: Effectiveness of the Charleston bending brace in the treatment of single-curve idiopathic scoliosis. *J Pediatr Orthop*, Jan-Feb 22(1): 84-7, 2002.

47. D' D'AMATO, C.R., GIRGGS, S., McCOY, B.: Nighttime bracing with the Providence brace in adolescent grown-ups with idiopathic scoliosis. *Spine*, Sep15;26(18): 2006-12, 2001.

48. WEISS, H.R., WEISS, G. SCHAAR, H.J.: Incidence of surgery in conservatively treated patients with scoliosis. *Pediatric Rehabilitation*, Apr.-Jun. 6(2): 111-118, 2003.

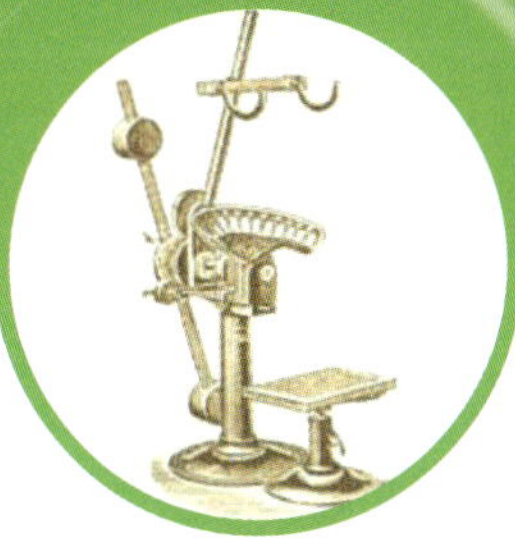

Chapter 3

척추측만증의 보존적 치료에 관한 적응증(지침)

정의

척추측만증은 시상면 측면상(sagittal profile)이 어긋나고 척추와 가슴이 비틀어진 척추의 측방 만곡이다.[2)]

병인

특발성 척추측만증은 모든 형태의 척추 측방편위 중 가장 일반적인 형태이다. 정의에 의하면, 현재 알아볼 수 있는 원인은 발견되지 않았지만, 건강한 어린이의 척추에 측방 만곡이 생기는 것을 말한다. 최근 연구에서는 배의 과성장(ventral overgrowth)을 초래할 수도 있는 척수(spinal cord)의 기능적 테터링 즉, 신경-골 장애[3, 4)]에 초점을 맞추고 있으나, 요추 전만증(lumbar lordosis)의 손실에 대해서는 아직 명확하게 설명이 되지 않고 있다.[5)] 그다지 일반적이지는 않지만 잘 밝혀진 척추측만증의 병인으로는 신경근 기원의 척추측만증, 선천성 척추측만증, 신경섬유종 척추측만증, 프라더 윌리 증후군(Pfrader Willi syndrome), 마판증후군(Marfan's syndrome)과 같은 간엽 이상(mesenchymal disorder)이 있다.[6, 7, 8)]

역학

콥의 정의에 따라 만곡 각도가 10° 보다 큰 청소년기 특발성 척추측만증(AIS)의 유병률은 2~3%이다. 만곡 각도가 20° 보다 큰 경우에는 0.3~0.5%이며, 40° 이상인 경우에는 0.1% 미만이다. 청소년기 특발성 척추측만증(AIS) 이외의 척추측만증의 유병률은 더 낮다.[9, 10)]

분류

척추측만증을 분류하기 위해 의사들은 기형의 해부학적 정도에 관심을 기울이고 있다. 첨부 추체(apex vertebra)(즉, 흉추, 흉요추, 요추 또는 이중 주 만곡)의 만곡 정도로 간단히 설명된다. 1983년에 킹(King)과 동료들[11)]은 필요한 척추유합술의 범위로 만곡 유형을 분류했으나, 최근 보고에서는 이 분류방법의 신뢰성이 떨어진다고 주장한다. 또 다른 분류방법은 렌케(Lenke)와 동료들[12]이 개발했다. 여기에서는 시상면 측면상과 만곡 구성요소를 고려하여 척추측만증과 후만증을 임상적으로 평가했다. 보존적 치료를 위해 고안한 체계로는 레너트-슈로스(Lehnert-Schroth)[13](기능적 3-만곡 척추측만증과 기능적 4-만곡 척추측만증)와 리고(Rigo)[14](보조기 구성과 적용)의 분류체계가 있다.

보존적 치료의 목적

척추측만증 치료의 주 목적은 만곡의 진행을 막는 데 있다.[15] 폐기능(폐활량)의 호전과 통증 치료 또한 매우 중요하다. 척추측만증의 보존적 치료는 두 가지 모드로 이루어지는데, 그 중 첫 번째는 리오네 방법(Methode Lyonaise),[16] 측방이동(side shift),[17] 도보시에비츠(Dobosievicz),[18] 슈로스 등[19]이 포함되는 물리치료를 중심으로 한다. 국제 문헌에서는 대조적인 관점에서 논의되고 있지만, 현재 물리치료만으로도 척추측만증을 치료할 수 있다는 증거가 있다.[19, 20, 21] 또한, 물리치료가 보조기 치료의 위험성을 낮춰줄 수도 있다.[22]

여기에서 강조해야 할 점은 (1) 척추측만증 물리치료가 그저 일반적인 운동이 아니라 척추 기형에 맞게 고안한 방법 중 하나이며, (2) 이러한 물리치료를 할 때에는 척추측만증의 보존적 치료방법에 대해 전문적으로 훈련을 받고 자격이 검증된 물리치료사와 의사가 필요하다는 것이다.

척추측만증의 여러 증상 및 징후와 만곡진행을 지연[23]시키는 데 효과가 있었던 집중재활치료(SIR)는 통원치료에서도 동일한 결과를 얻을 수 있다는 사실로 인해 진부하게 여겨진다.[24, 25, 26] 처음에 6주간의 집중입원치료에 대해 연구했지만, 재활치료시간을 줄이고 프로그램을 변경하여 얻은 결과와 여기에서 얻은 결과를 실제로 비교할 수는 없다.[24] 네그리니(Negrini)와 리고(Rigo), 바이스(Weiss)가 보다 집중적인 통원치료 프로그램을 제시했으며, 이는 실제 입원치료 프로그램보다 효과가 덜 한 듯 보이지는 않는다.[24, 25, 26]

보존적 치료의 두 번째 모드는 보조기 치료로, 이 치료방법은 만곡 진행을 막으므로 특발성 척추측만증(IS)의 자연사(natural history)에 변화를 주는 데 효과적이다.[27, 28] 보조기 치료를 통해 수술 발생률을 낮출 수 있으며,[29] 시상면 측면상이 제자리로 돌아오고,[30] 추체 회전에 영향을 줄 수 있다.[31] 또한, 보조기 치료의 최종 결과는 예측이 가능하다.[32]

콥 각도와 성숙도에 관한 보존적 치료의 두 가지 모드의 체계적 적용

보존적 치료에 관한 지침은 주어진 시간 내에 만곡이 유의하게 진행될 위험성에 관한 현재 정보를 토대로 한다. 각 사례마다 고유의 자연사(natural history)가 있으므로 임상평가와 환자 병력을 철저하게 살펴봄으로 각 사례를 개별적으로 다루어야 한다.[33] 척추측만증 진단을 받고 시간에 따라 변하는 만곡의 크기를 수량화하도록 정기적으로 방사선 사진을 찍은 어린이를 대상으로 한 소규모(n < 1,000) 역학조사를 토대로 질병진행의 위험성을 추정한다.[34~56] 이 조사 결과는 특발성 척추측만증 진단을 받은 어린이에서 질병진행의 위험성이 관찰기간 동안의 성장가능성과 밀접한 연관관계가 있다는 전제를 뒷받침한다. 소년의 경우, 만곡이 40° 넘게 진행한 환자 수가 상대적으로 적었으며 질병진행의 예후가 더 좋다. SOSORT 지침에서는 론스테인(Lonstein)과 칼슨(Carlson)의 계산을 토대로 예후 위험(prognostic risk)을 추정한다.[45] 여기에서는 1974~1979년에 미국 미네소타 주에서 학생을 대상으로 선별검사를 해서 척추측만증 진단을 받은 727명의 환자(여성 575명, 남성 152명)가 골성숙이 될 때까지 만곡 진행을 관찰한 결과를 토대로 계산했다(그림 11).

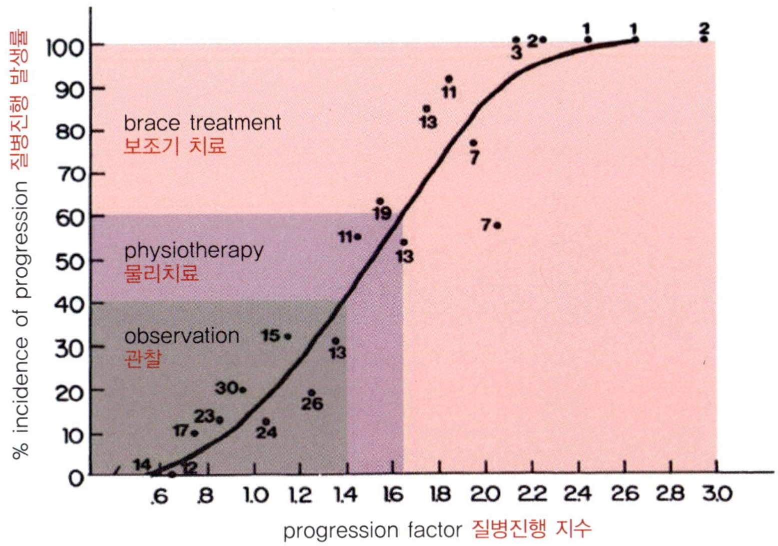

다음 공식으로 계산한 질병진행 지수에 따른 질병진행 발생률을 나타낸 그래프.

$$\frac{\text{콥 각도} - (3 \times \text{리서 단계})}{\text{생활연령}} = \text{질병진행 지수}$$

그림 11 사춘기 성장가속기의 예후 위험 추정(론스테인과 칼슨[33]의 방법 수정). 그림에서의 숫자는 각 데이터 포인트를 추정한 사례 수를 말한다. 그래프를 따라 위로 올라갈수록 사례의 수가 적다. 론스테인과 칼슨의 질병진행 예측 공식은 20°~29° 사이의 만곡에 근거를 둔 것이다.

1. 어린이(성숙도 징후 없음)

ⓐ 콥 각도 < 15°: 관찰(6~12개월 간격)

ⓑ 콥 각도 15°~20°: 간격을 두고 물리치료를 한다(만곡 진행의 위험이 낮은 환자는 6~12주 동안 물리치료를 하지 않음).

ⓒ 콥 각도 20°~25°: 물리치료

ⓓ 콥 각도 < 25°: 물리치료와 보조기 치료(12~16 시간)

2. 어린이와 청소년, 리서(Risser) 0~3, 성숙의 첫 번째 징후, 최종신장의 98% 미만

이어지는 내용은 골격이 성숙해지면서 기형에 대한 위험정도(risk profile)가 바뀌므로 콥 각도 측정 보다는 질병진행 위험률을 토대로 한다. 그림 11에서의 계산 식으로 진행 위험률을 계산한다.

ⓐ 질병진행 위험률 < 40%: 관찰(3개월 간격)

ⓑ 질병진행 위험률 40%: 물리치료

ⓒ 질병진행 위험률 60%: 물리치료 + 단시간 보조기 치료〔16~23시간(저위험)〕

ⓓ 질병진행 위험률 80%: 물리치료 + 전시간 보조기 치료〔23시간(고위험)〕

3. 리서 4인 어린이와 청소년(최종신장의 98% 이상)

ⓐ 콥 각도 < 20°: 관찰(6~12개월 간격)

ⓑ 콥 각도 20~35°: 물리치료

ⓒ 콥 각도 > 35°: 물리치료 + 보조기(단시간, 약 16시간 정도면 충분하다)

ⓓ 보조기 착용 중지: 물리치료 + 보조기(착용시간을 줄임)

4. 리서 4~5인 첫 번째 (성장이 끝나기 전 최종신장의 99.5% 이상)

ⓐ 콥 각도 > 25°: 물리치료

ⓑ 콥 각도 > 35°: 물리치료 + 보조기(단시간, 수술을 피할 수 있는 경우 심미적 목적으로 약 16시간 정도 착용하면 충분하다)

5. 콥 각도가 30°를 초과하는 성인

ⓐ 물리치료

6. 척추측만증(중증도 상관 없음)과 만성통증이 있는 청소년과 성인

ⓐ 물리치료, 척추측만증 재활치료 프로그램
(다방면 통증 개념/행동 개념 + 신체적 개념)
긍정적인 효과가 나타날 시기에 보조기 치료[5, 57]

가장 일반적인 특발성 척추측만증에 앞서 설명한 예후 추정과 그에 상응하는 치료법을 적용한다. 다른 유형의 척추측만증에도 유사한 절차를 적용할 수 있다. 휠체어가 필요한 신경근 척추측만증처럼(앉아있을 수 있으려면 조기에 수술을 해야 할 수도 있다) 예후가 확실히 악화된 경우에는 이를 적용하지 않는다. 대안치료를 고려해야 하는 그 외 이유는 다음과 같다:

- 중증의 보상상실(decompensation)
- 구조적 요추 후만증이 있는 중증의 시상면 편위(편평등)
- 콥 각도에 비해 균형이 맞지 않게 회전이 되어 있고 꼬리쪽 연결부위가 불안정할 위험이 큰 요추 만곡, 흉요추 만곡, 꼬리쪽의 이중 만곡
- 중증의 경축과 근육 뭉침
- 특히 시상면에서 척추의 운동성 감소
- 개별적으로 고려해야 하는 기타 사항[58)]

참고문헌

1. SOSORT guideline committee, Hans-Rudolf Weiss, Stefano Negrini, Manuel Rigo, Tomasz Kotwicki, Martha C Hawes, Theodoros B Grivas, Toru Maruyama, Franz Landauer: Indications for conservative management of scoliosis (guidelines). Scoliosis 2006, 1:5 (8 May 2006); http://www.scoliosisjournal.com/content/1/1/5

2. STOKES IAF: Die Biomechanik des Rumpfes. In *Wirbelsäulendeformitäten – Konservatives Management*. Edited by: Weiss HR. München, Pflaum; 2003:59-77.

3. CHU WCW, LAM WMW, NG BKW, TZE-PING L, LEE K, GUO X, CHENG JCY, BURWELL RG, DANGERFIELD PH, JASPAN T: Relative shortening and functional tethering of spinal cord in adolescent scoliosis – Result of asynchronous neuro-osseous growth, summary of an electronic focus group debate of the IBSE. *Scoliosis* 2008, 3:8 (27 June 2008)

4. BURWELL RG, AUJLA RK, GREVITT MP, DANGERFIELD PH, MOULTON A, RANDELL TL, ANDERSON SI: Pathogenesis of adolescent idiopathic scoliosis in girls - a double neuro-osseous theory involving disharmony between two nervous systems, somatic and autonomic expressed in the spine and trunk: possible dependency on sympathetic nervous system and hormones with implications for medical therapy. *Scoliosis* 2009, 4:24 (31 October 2009)

5. WEISS HR, WERKMANN M: Treatment of chronic low back pain in patients with spinal deformities using a sagittal re-alignment brace. Scoliosis. 2009 Mar 9;4:7.

6. WEISS HR, GOODALL D: Scoliosis in patients with Prader Willi Syndrome - comparisons of conservative and surgical treatment. Scoliosis. 2009 May 6;4:10.

7. KASPIRIS A, GRIVAS TB, WEISS HR: Scoliosis, in press.

8. WINTER RB: Classification and Terminology. In *Moe's Textbook of Scoliosis and Other Spinal Deformities*. 2nd edition. Philadelphia Saunders; 1995:39-43.

9. WEINSTEIN SL: Natural history. *Spine* 1999, 24:2592-2600.

10. ASHER M, BURTON DC: Adolescent idiopathic scoliosis: natural history and long term treatment effects. *Scoliosis* 2006, 1:2 (31 March 2006)

11. KING HA, MOE JHY, BRADFORD DS, WINTER RB: The selection of fusion levels in thoracic IS. *Journal of Bone and Joint Surgery* 1983, 65-A:1302-1313.

12. DANGERFIELD PH: Klassifikation von Wirbelsäulendeformitäten. In *Wirbelsäulendeformitäten – Konservatives Management*. Edited by: Weiss HR. München, Pflaum; 2003:78-83.

13. LEHNERT-SCHROTH C: *Dreidimensionale Skoliosebehandlung*. 6th edition. Urban/Fischer, München; 2000.

14. RIGO M: Intraobserver reliability of a new classification correlating with brace treatment. *Pediatric Rehabilitation* 2004, 7:63.

15. LANDAUER F, WIMMER C: Therapieziel der Korsettbehandlung bei idiopathischer Adoleszentenskoliose. *MOT* 2003, 123:33-37.

16. MOLLON G, RODOT JC: Scolioses structurales mineures and kinesitherapie. Etude statistique comparative des resultats. *Kinesitherapie Scientifique* 1986, 244:47-56.

17. MEHTA MH: Active auto-correction for early AIS. *Journal of Bone and Joint Surgery* 1986, 68:682.

18. WEISS HR, NEGRINI S, HAWES MC, RIGO M, KOTWICKI T, GRIVAS TB, MARUYAMA AND MEMBERS OF THE SOSORT: Physical Exercises in the Treatment of Idiopathic Scoliosis at Risk of brace treatment – SOSORT Consensus paper 2005. *Scoliosis* 2005.

19. NEGRINI S, ANTONINNI GI, CARABALONA R, MINOZZI S: Physical exercises as a treatment for adolescent idiopathic scoliosis. A systematic review. *Pediatric Rehabilitation* 2003, 6:227-235.

20. NEGRINI S, FUSCO C, MINOZZI S, ATANASIO S, ZAINA F, ROMANO M: Exercises reduce the progression rate of adolescent idiopathic scoliosis: results of a comprehensive systematic review of the literature. Disabil Rehabil. 2008;30(10):772-85.

21. WEISS HR, GOODALL D: The treatment of adolescent idiopathic scoliosis (AIS) according to present evidence. A systematic review. Eur J Phys Rehabil Med. 2008 Jun;44(2):177-93.

22. NEGRINI S, ZAINA F, ROMANO M, NEGRINI A, PARZINI S: Specific exercises reduce brace prescription in adolescent idiopathic scoliosis: a prospective controlled cohort study with worst-case analysis. J Rehabil Med. 2008 Jun;40(6):451-5.

23. WEISS HR, WEISS G, PETERMANN F: Incidence of curvature progression in idiopathic scoliosis patients treated with scoliosis in-patient rehabilitation (SIR): an age- and sex-matched cotrolled study. *Pediatric Rehabilitation* 2003, 6:23-30.

24. WEISS HR, KOZIKOGLU LM, GOODALL D: A systematic Pub Med review on in-patient rehabilitation. Proceedings of the 5th World congress of the International Society of Physical and Rehabilitation Medicine, Istanbul, Turkey, 13 – 17 June 2009, Edizioni Minerva Medica

25. MARUYAMA T, KITAGAWA T, TAKESHITA K, MOCHIZUKI K, NAKAMURA K: Conservative treatment for adolescent idiopathic scoliosis: can it reduce the incidence of surgical treatment? Pediatr Rehabil. 2003 Jul-Dec;6(3-4):215-9.

26. NEGRINI S, ATANASIO S, ZAINA F, ROMANO M, PARZINI S, NEGRINI A: End-growth results of bracing and exercises for adolescent idiopathic scoliosis. Prospective worst-case analysis. Stud Health Technol Inform. 2008;135:395-408

27. NACHEMSON AL, PETERSON LE, Members of Brace Study Group of the Scoliosis Research Society: Effectiveness of treatment with a brace in girls who have adolescent idiopathic scoliosis. *J Bone Joint Surg* 1995, 77:815-822.

28. GRIVAS TB, VASILIADIS E, CHATZIARGIROPOULOS T, POLYZOIS VD, GATOS K: The effect of a modified Boston brace with anti-rotatory blades on the progression of curves in idiopathic scoliosis: aetiologic implications. *Pediatric Rehabilitation* 2003, 6:237-242.

29. RIGO M, REITER C, WEISS HR: Effect of conservative management on the prevalence of surgery in patients with adolescent idiopathic scoliosis. *Pediatric Rehabilitation* 2003, 6:209-214.

30. RIGO M: 3 D Correction of Trunk Deformity in Patients with Idiopathic Scoliosis Using Chêneau Brace. In *Research into Spinal Deformities 2. Studies in Health Technology and Informatics*. Edited by: Stokes IAF. Amsterdam: IOS Press; 1999:362-365.

31. KOTWICKI T, PIETRZAK S, SZULC A: Three-dimensional action of Cheneau brace on thoracolumbar scoliosis. In *Research into Spinal Deformities 3. Studies in Health Technology and Informatics*. Edited by: Tanguy A, Peuchot B. Amsterdam: IOS Press; 2002:226-229.

32. LANDAUER F, WIMMER C, BEHENSKY H: Estimating the final outcome of brace treatment for idiopathic thoracic scoliosis at 6-month follow-up. *Pediatric Rehabilitation* 2003, 6:201-207.

33. LONSTEIN JE: Patient Evaluation. In *Moe's Textbook of Scoliosis and Other Spinal Deformities*. 2nd edition. Philadelphia, Saunders; 1995:45-86.

34. ASCANI E, BARTOLOZZI P, LOGROSCINO CA, MARCHETTI PG, PONTE A, SAVINI R, TRAVAGLINI F, BINAZZI F, DI SILVESTRE M: Natural history of untreated IS after skeletal maturity. *Spine* 1986, 11:784-789.

35. BJERKREIM R, HASSAN I: Progression in untreated IS after the end of growth. *Acta orthop scand* 1982, 53:897-900.

36. BROOKS HL, AZEN SP, GERBERG E, BROOKS R, CHAN L: Scoliosis: a prospective epidemiological study. *Journal of Bone and Joint Surgery* 1975, 57:968-72.

37. BUNNELL WP: The natural history of IS before skeletal maturity. *Spine* 1986, 11:773-776.

38. CLARISSE P: Pronostic evolutif des scolioses idiopathiques mineures de 10–29 degrees, en periode de croissance. In *Thesis*. Lyon France; 1974.

39. COLLIS DK, PONSETI IV: Long-term followup of patients with idiopathic scoliosis not treated surgically. *Journal of Bone and Joint Surgery* 1969, 51-A:425-445.

40. DUVAL-BEAUPERE G: Rib hump and supine angle as prognostic factors for mild scoliosis. *Spine* 1992, 17:103-107.

41. DUVAL-BEAUPERE G: Threshold values for supine and standing Cobb angles and rib hump measurements: prognostic factors for scoliosis. *European Spine Journal* 1996, 5:79-84.

42. KAROL LA, JOHNSTON CE, BROWNE RH, MADISON M: Progression of the curve in boys who have IS. *Journal of Bone and Joint Surgery* 1993, 75:1804-1810.

43. KINDSFATER K, LOWE T, LAWELLIN D, WEINSTEIN D, AKMAKJIAN A: Levels of platelet calmodulin for the prediction of progression and severity of AIS. *Journal of Bone and Joint Surgery* 1994, 76-A:1186-1192.

44. KOROVESSIS P, PIPEROS G, SIDIROPOULOS P, DIMAS A: Adult idiopathic lumbar scoliosis: a formula for prediction of progression and review of the literature. *Spine* 1994, 19:1926-1932.

45. LONSTEIN JE, CARLSON JM: The prediction of curve progression in untreated idiopathic scoliosis during growth. *Journal of Bone and Joint Surgery* 1984, 66-A:1061-1071.

46. MASSO PD, MEEROPOL E, LENNON E: Juvenile onset scoliosis followed up to adulthood: orthopedic and functional outcomes. *Journal of Pediatric Orthopedics* 2002, 22:279-284.

47. MEADE KP, BUNCH W, VANDERBY R, PATWARDHAN AG, KNIGHT G: Progression of unsupported curves in AIS. *Spine* 1987, 12:520-526.

48. MEHTA M: The rib-vertebra angle in the early diagnosis between resolving and progressive infantile scoliosis. *Journal of Bone and Joint Surgery* 1972, 54B:230-243.

49. NACHEMSON A: A long term followup study of nontreated scoliosis. *Acta Orthop Scand* 1968, 39:466-476.

50. PICAULT C, DEMAUROY JC, MOUILLESEAUX B, DIANA G: Natural history of idiopathic scoliosis in girls and boys. *Spine* 1986, 11:777-778.

51. ROBINSON CM, MCMASTER MJ, Juvenile IS: Curve patterns and prognosis in 109 patients. *Journal of Bone and Joint Surgery* 1996, 78-A:1140-1148.

52. SOUCACAS PN, ZACHARIS K, LOULTANIS K, GELALIS J, XENAKIS T, BERIS AE: Risk factors for IS: review of a 6-year prospective study. *Orthopedics* 2000, 23:833-838.

53. SOUCACOS PN, ZACHARIS K, SOULTANIS K, GELALIS J, KALOS N, BERIS A, XENAKIS T, JOHNSON EO: Assessment of curve progression in IS. *European Spine Journal* 1998, 7:270-277.

54. VILLEMURE I, AUBIN CE, GRIMARD G, DANSEREAU J, LABELLE H: Progression of vertebral and spinal 3-D deformities in AIS. A longitudinal study. *Spine* 2001, 26:2244-2250.

55. WEVER DJ, TONSETH KA, VELDHUIZEN AG, COOL JC, VANHORN JR: Curve progression and spinal growth in brace treated IS. *Clinical Orthopaedics and Related Research* 2000, 337:169-179.

56. YAMAUCHI Y, YAMAGUCHI T, ASAKA Y: Prediction of curve progression in IS based on initial roentgenograms; proposal of an equation. *Spine* 1988, 13:1258-1261.

57. WEISS HR: Das „Sagittal Realignment Brace" (physio-logic® brace) in der Behandlung von erwachsenen Skoliosepatienten mit chronifiziertem Rückenschmerz – erste vorläufige Ergebnisse. *Medizinisch Orthopädische Technik* 2005, 125:45-54.

58. NEGRINI S, AULISA L, FERRARO C, FRASCHINI P, MASIERO S, SIMONAZZI P, TEDESCHI C, VENTURIN A: Italian guidelines on rehabilitation treatment of adolescents with scoliosis or other spinal deformities. *Eura Medicophys* 2005, 41:183-201.

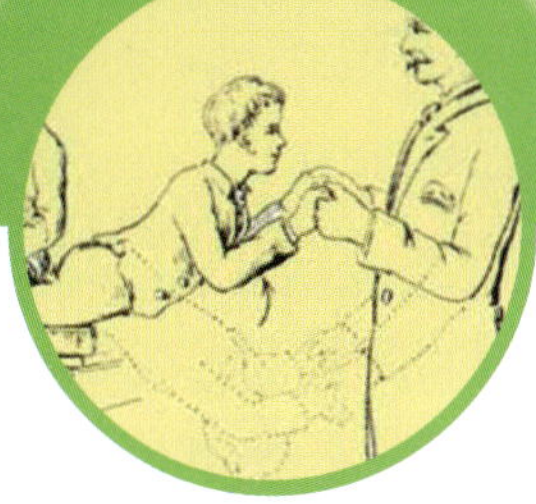

Chapter 4
물리치료

지금까지 물리치료의 적용에 대해서 국제문헌과는 상반된 관점에서 논의했다.

체계적인 문헌고찰을 통해서도 네그리니(Negrini) 등[1]은 운동요법의 유용성에 관한 무작위 대조연구를 찾지 못했다. 이들에 의하면, 4가지 연구[2, 3, 4, 5]에서는 대조군이 없었으며 중재 전후에 측정한 결과 하나만을 평가했으므로 연구의 질이 매우 떨어진다는 사실을 알게 되었다. 이러한 연구설계로는 치료에 의해 호전이 되었다고 합리적으로 결론을 내릴 수 없기 때문에 그 결과를 해석하기가 불가능하다. 자연스럽게 호전이 되었을 가능성도 있고, 동시에 했던 치료의 결과에 의해 상태가 좋아질 수도 있다.[6]

6개의 대조연구 중 3개는 전향적 연구[7, 8, 9]였는데, 그 중 두 가지는 과거 대조군[7, 8]을 이용했다. 그 경우에는 실험군과 대조군이 서로 다르기 때문에 실험적 중재방법과는 상관 없는 많은 요인들이 있을 수 있다. 동시 대조군이 있던 4개의 연구[9, 10, 11, 12] 중에서 1개의 연구[11]에서만이 환자 선호도란 배분기준(allocation criterion)을 규정했다. 이 모집 방법은 2개의 연구[7, 8]에서만 기술했다. 환자가 중재방법을 받고 있음을 모른다고 확신할 수 없을 때 결과가 편향될 가능성을 제한하도록 맹검 평가를 항상 도입함에도 불구하고, 아무도 결과에 대한 맹검 평가를 하려 하지 않았다.[13]

영연방과 마찬가지로 미국에도 만곡이 경미한 초기 단계에 특발성 척추측만증(IS)을 치료하기 위해 사전 물리치료 중심의 치료방법에 대한 효능을 검증하는 임상연구의 수가 적다.[7, 8, 14, 15, 16, 17]

조기 중재를 하지 않는 이유는 자연사 조사에서 15° 미만의 만곡은 흔히 안정하며, 아동을 관찰하는 동안 만곡이 호전될 수도 있기 때문이다.[2, 18] 불행히도, 현재 우리가 알고 있는 지식의 토대가 되는 '자연사' 연구는 운동과 도수교정(manipulation) 등 물리치료를 받은 환자의 비율을 알지 못하며 이 내용이 기술되지 않았다는 사실로 인해 신빙성이 떨어진다.[19, 20, 21, 22, 23, 24, 25, 26, 27] 이러한 치료의 영향을 무시했기 때문에 보존적 치료에 반응하여 만곡이 안정되거나 호전되었을 가능성을 배제할 수 없다.[28] 이러한 상황은 영어권 국가, 특히 미국에서 이루어지고 있는 특발성 척추측만증(IS) 치료 시 운동중심 요법에 대한 오랜 편견을 반영할 가능성이 있다. 이러한 편견은 다음과 같이 표현되기도 한다:

"운동 프로그램의 적응증을 요약하자면, 운동이 단지 환자의 마음을 치유하고 과체중이면서 운동부족이라 특정 근육이 별로 없는 어린이의 근육 협응작용(muscle coordination)을 도와준다고 당신이 이해하고 있다면 원하는 대로 운동을 처방할 수 있다".[29]

이는 외과계의 의견을 주로 반영한다. 척추측만증 치료와 관련된 재활의학과 의사와 물리치료사, 그 외 보존적 치료 전문가는 자신의 분야에서 서로 다른 방법을 찾아볼 것이다. 이들이 한쪽으로 치우쳐져 있는가? 이들의 경험이 서로 다른가? "무엇이 옳은가? 무작위 대조연구만이 가설을 증명할 수 있는 연구방법인가? 치료를 해야 하는 가장 중요한 징후가 콥 각도인가?" 등 많은 의문이 생기며 우리는 스스로에게 이러한 질문을 할 수 있다.

척추측만증은 3차원적인 기형으로, 똑바른 자세를 취했을 때 척추가 정상적인 시상면과 관상면 측면상(profile)에서 벗어나 균형이 잡히지 않은 상태로 고정된 것을 말한다.[30, 31, 32, 33] 그 원인과는 상관없이, 척추측만증 고유의 기계적 불균형으로 인해 비대칭 부하가 일어나며 시간에 따라 불가피하게 악화되는 경향을 보이는 '악순환'이 발생하게 된다.[34, 35, 36] 실제로, 대부분의 척추측만증 사례는 살아가면서 계속 진행이 된다.[2, 20, 22, 24, 37, 38, 39] 척추측만증과 관련된 증상으로는 통증[20, 24, 25, 26, 40, 41, 42, 43, 44, 45, 46, 47, 48, 49, 50, 51]과 심리적 고통[2, 52, 53, 54, 55, 56, 57, 58, 59, 60, 61, 62, 63]이 있다. 흉추와 관련된 만곡에서는 척추 유연성(spinal flexibility)이 감소하여 부차적인 효과로 흉벽 유동성(chest wall mobility)이 감소하고 흉벽 팽창(expansion)에 문제가 생긴다.[64, 65, 66] 흉벽 팽창력이 감소하면 반곡의 크기와 비례하여 제한성 폐기능장애(restrictive lung dysfunction)가 발생하고, 콥 각도가 70°를 넘었을 때 심부전이나 호흡부전으로 사망하게 될 가능성이 있다.[51, 67, 68, 69, 70, 71] 상태가 안정되어 있는 경미하거나 중등도의 사례라 하더라도 폐활량 감소, 운동능력 감소 등 폐질환과 연관이 되어 있으며, 부차적으로는 재발성 호흡기 감염과도 관련이 있다.[72, 73, 74, 75, 76, 77, 78, 79, 80, 81, 82, 83] 척추측만증에서는 보통 시간이 지남에 따라 점차 호흡기능에 문제가 발생하므로 환자가 그에 적응하여 자신의 한계를 인지하지 못하므로 '증상이 없다'. 그러므로, 호흡기 감염이 발병하면 예상치 못하게 심폐기능 부전이 발생할 수 있다.[67, 69, 84, 85, 86, 87]

사례연구를 통해, 특발성 척추측만증(IS)의 증상과 징후의 호전은 보존적 치료와 관련이 있음을 확인했다.[4, 6, 88, 89] 800명이 넘는 환자 중 거의 모든 사례에서 보존적 치료 후 흉부팽창에 작지만 유의한 호전이 나타났고, 폐활량도 14~19% 호전되었다.[89] 중증의 척추측만증을 앓고 있는 794명의 성인환자 가운데 입원 시 우심실 긴장의 징후가 최소한 하나인 환자가 55%였으며, 치료가 끝날 무렵에는 12%만이 기능장애의 징후를 보였고, 동일한 환자 집단 내에서 폐활량은 250mL가 증가했다.[90] 107명의 환자를 대상으로 한 연구에서는 재활치료 후에 각 환자의 평균 콥 각도가 43°에서 39°로 감소했으며, 20°까지 호전되는 사례도 있었다.[5] 연구를 통해 보존적 치료에 반응하여 통증[36, 61, 62]과 심리적 고통[87, 88]도 유의하게 호전되었음이 밝혀졌다. 예비연구의 결과는 1980년대 후기에 물리치료를 받은 환자 181명의 질병진행 발생률이 자연사 조사(natural history surveys)를 토대로 예상한 질병진행 발생률보다 유

의하게 낮았다는 결과와 일치했다.[6]

특발성 척추측만증(IS) 어린이의 질병진행 발생률이 물리치료를 중심으로 한 중재방법을 통해 늦춰질 가능성이 있다는 가설을 검증하기 위한 또 다른 연구가 최근에 이루어졌다.[9] 여기에서는 질병진행 발생률(≥5°)을 결과지표로 하고 진단 시 연령, 성별 및 만곡 정도에 따라 치료군과 대조군(untreated)을 대상으로 두 가지 전향적 연구(prospective study)를 수행하여 그 결과를 추적검사했다. 치료 방법은 진단 그룹에 맞게 물리치료사가 보조하는 집중운동 등 환자에 맞춘 물리치료를 제공하는 6주간의 재활치료 프로그램이었다. 입원재활치료(SIR)를 받은 집단에는 만곡이 심한 환자도 있었지만, 대조군의 질병진행 발생률은 치료군보다 1.5배(71.2% vs. 46.7%) 내지 2.9배(55.8% vs. 19.2%) 높았다. 통계적으로 그 차이는 매우 유의했다. 이 연구의 결과는 운동을 기반으로 한 요법의 감독 프로그램을 통해 특발성 척추측만증 어린이의 질병진행 발생률을 낮출 수 있음을 말해준다.

그러므로, 청소년기 특발성 척추측만증(AIS) 환자의 증상과 징후가 적어도 입원재활치료에서 하는 운동요법으로 인해 호전된다고 생각할 수 있다.

하웨스(**Hawes M.C.**)의 The use of exercises in the treatment of scoliosis: an evidencebased critical reriew of the literature 수정

Pediatric Rehabil. 2003 Jul-Dec;6(3-4): 171-82.

물리치료사는 목표에 대해 스스로 자문해봐야 한다. SOSORT 합의 논문[91]에서는 운동치료의 여러 가지 목표를 제시했다.

알려진 모든 변화를 다룰 것인지, 공통적인 치료표준을 개발하도록 요점만을 결정할 것인지에 대한 질문이 발생한다. 발견된 근육학적 및 신경학적 변화가 부차적인 이상인 경우, 자세를 교정하게 되면 자동적으로 그러한 변화도 영향을 받는다.[92]

척추측만증은 척추의 3차원적 기형이므로 "3차원적으로 자동교정"할 필요가 있을 것이다. 30분간 운동한다고 해서 하루 24시간 척추를 교정할 수는 없다. 그러므로, 교정된 자세로 일상생활 활동(ADL)을 하도록 "인간공학(ergonomy)"을 적용하는 것이 타당하다.

청소년기 척추측만증으로 수술을 받은 환자와 보존적 치료를 받는 환자의 "전반적인 건강상태(general health)"는 악화된다는 점을 인정해야 한다.[93] 이는 호흡용량이 부족하기 때문일 것이다.[72~85] 이에, 물리치료사는 호흡교육(respiratory education)도 중요한 문제로 다루게 될 것이다. 호흡교육을 통해 3차원적 교정효과[94]와 폐활량[89]을 향상시킬 수 있다.

"3차원적 자동교정"이 주요 목표라는 데 동의한다면, 우리의 치료 프로그램에 "측방이동(side shift)"이나 "시상면 재정렬 운동(Sagittal Realignment Exercise)"과 같이 한쪽에 하는

교정운동을 물론 통합시킬 수 있겠지만, 이러한 교정운동이 목적이 된다면 그 자체로는 단수 목표(singular aims)라고 해서는 안 될 것이다.

3차원적 자동교정으로 자연히 다루게 될 협응(coordination), 평형(equilibrium), 전신운동능력(general motor capacity), 근지구력(muscular endurance), 근력(muscular strength), 신경운동 조절(neuromotor control)과 같은 특발성 척추측만증의 부차적인 결과만을 목표로 하는 것을 배제할 것인지를 논의해야 한다.

"자동신장(autoelongation)"이 시상면 배열을 악화시킬 위험성을 감수하며, 3차원적 자동교정에 "안정화(stabilization)"를 통합시켜야 한다는 데 동의한다면, 3차원적 자동교정, 일상생활 활동 훈련, 호흡기 치료 등 치료의 목적을 간추릴 수 있다.

3차원적 자동교정은 물리치료의 주요 목표이다. 즉, 가능하다면 일상활동을 하면서도 환자가 스스로 운동을 할 수 있도록 훈련을 시켜야 함을 뜻한다. 그러나, "3차원적 자동교정"이란 용어는 아직 명확하게 정의되지 않았다. 슈로스 프로그램에서는 특수 호흡 기술과 자세 반사(postural reflexes)의 도움을 받아 3차원적인 기능 과다교정(functional overcorrection)을 목표로 하는 한편, 리오네(Lyonaise) 프로그램에서는 대칭적인 외양을 만들도록 교정을 한다. 성장조절의 개념을 따른다면,[95)] 최선의 결과를 이루기 위해 최대한으로 자세교정을 해야 한다(그림 12). 실제로, 슈로스 프로그램은 척추측만증의 증상과 징후에 상당한 영향을 미쳤지만,[88)] 계획된 SOSORT 다기관 연구는 향후 이 주제에 관한 다수의 미결 문제를 이해하는 데 도움이 될 것이다.

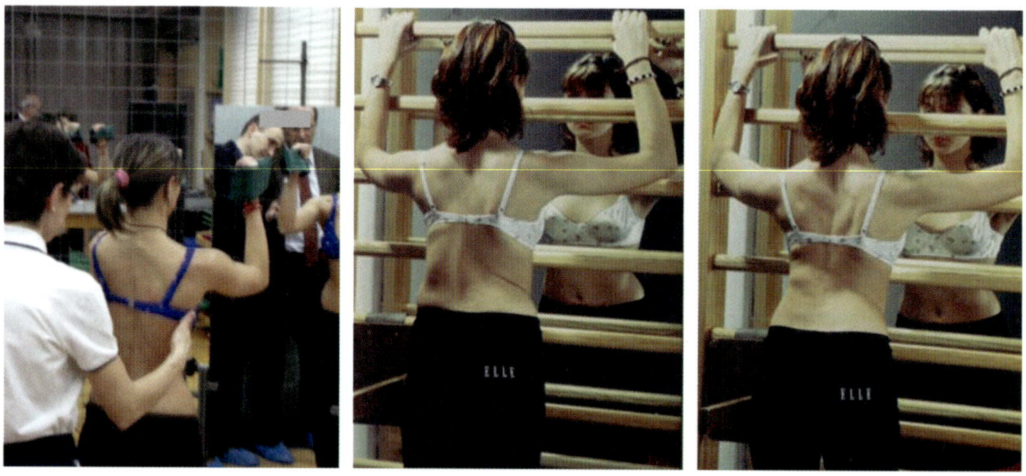

그림 12 좌: 리오네 프로그램의 운동. 체간의 다른 부위를 운동하면서 앞서 3차원적 교정을 했던 부위가 다시 흐트러질 수 있다.
우: 중앙에 있는 시작 자세와 비교했을 때, 원래의 슈로스 기술을 이용하여(우측) 명확하게 3차원적 자세 교정이 되었음을 볼 수 있다.

Physio-logic® 프로그램

흉추 편평등(thoracic flatback)은 흉추 특발성 척추측만증의 유발요인으로 추정된다.[96~100] 그러므로, 특발성 척추측만증이 발달할 때 척추의 연결회전(coupled rotation)과 측편위(lateral deviation)가 기형의 부차적인 양상이라면, 시상면에 힘을 가해서 척추측만증을 교정하거나 호전시킬 수 있어야 한다.

보조기를 이용하여 특발성 척추측만증을 치료할 때 편평등이 큰 문제로 여겨진다. 보조기를 사용한 몇몇의 사례에서 편평등이 교정되지 않고 악화될 수도 있음이 확인되었다.[101] 또한, 척추의 시상면 만곡을 줄이는 데 특별히 보스턴 보조기 사용을 지지하는 연구들도 있으며, Pub Med 검색으로 찾아본 결과 이에 반대하는 연구는 없었다. 지금까지 보스턴 보조기, 찰스턴 취침용 보조기(Charleston bending brace) 및 그 외 척추측만증 보조기 대부분은 시상면 측면상(sagittal profile)을 다루는 압점(pressure points)이 없었다. 원래의 체뉴 보조기만이 압점을 가지고 있어 흉추 저후만증(thoracic hypokyphosis)을 교정하는 데 도입했다.[102]

물리치료 프로그램에서는 주로 척추측만증의 측방 기형[103~106]을 주로 다루며, 회전교정을 목표로 하기도 하고,[4, 11, 12, 107] 시상면 측면상을 다루는 경우도 간혹 있다.[108~110] 1992년 이전에 네그리니(Negrini)는 시상면 변형 또한 운동을 통해 교정해야 한다고 주장했다.[111] 일부 프로그램에서, 편평등을 광범위하게 다루고 있으나, 여기에서는 좋은 결과를 보지 못했다.[112] 여기에서 기술한 치료 프로그램을 받는 모든 환자는 정기적인 치료를 받으면서 1년 이내에 상태가 악화되었다. 그러므로, 측만증 척추를 교정한다고 요추를 포함한 전체 후만증으로 만드는 것은 지나친 듯하다.

슈로스 프로그램에서는 특수 호흡 기술로 흉추 후만증을 교정했지만, 운동하는 자세에서 편평등이 확실히 보였다(그림 13). 슈로스 개념을 적용한 결과는 상당히 양호하며, 다수의 사례에서 질병진행을 예방할 수 있다는 가능성을 보여주었다.[6, 9, 113~115]

그러므로, 많은 국가에서 입원재활치료뿐만 아니라 콥 각도가 큰 척추측만증 치료를 위한 물리치료의 황금표준(gold standard)이 되도록 슈로스 프로그램을 발전시켰다.[18]

한편, 시상면에 가한 교정력(correction force)이 관상면과 전액면의 척추측만 기형을 교정할 수 있다는 증거가 있다.[101] 두 가지 보조기의 단기적인 효과를 표면형상(surface topography)으로 측정해서 비교한 실험연구에서는 유럽의 여러 국가에서 현재 황금표준으로 쓰이는 3차원 교정 보조기들이 시상면 교정력으로 인해 단기교정 유사하게 이루어졌음을 보여주었다.

슈로스 방법에서는 장기적으로 시상면을 교정하지만,[109] 실험연구의 결과에서는 척추측만증 환자의 시상면 기형을 교정하도록 운동을 함으로써 척추측만증 재활치료의 효과가 상당히 향상됨을 보여주었다. 본 저자들은 특정 운동이나 운동 자세를 바꾸거나, 본 연구기관에서 이 프로그램을 적용하도록 생리학적 시상면 측면상을 목표로 한 운동프로그램을 개발했다. 이 프로그램의 운동은 모두 L2 위치의 요추 전만과 흉부 아래쪽 후만을 증가시켜 증상을 호전시킨다는 동일한 기본 원리를 따르고 있으며, physio-logic 운동이라고 한다. 연령, 성

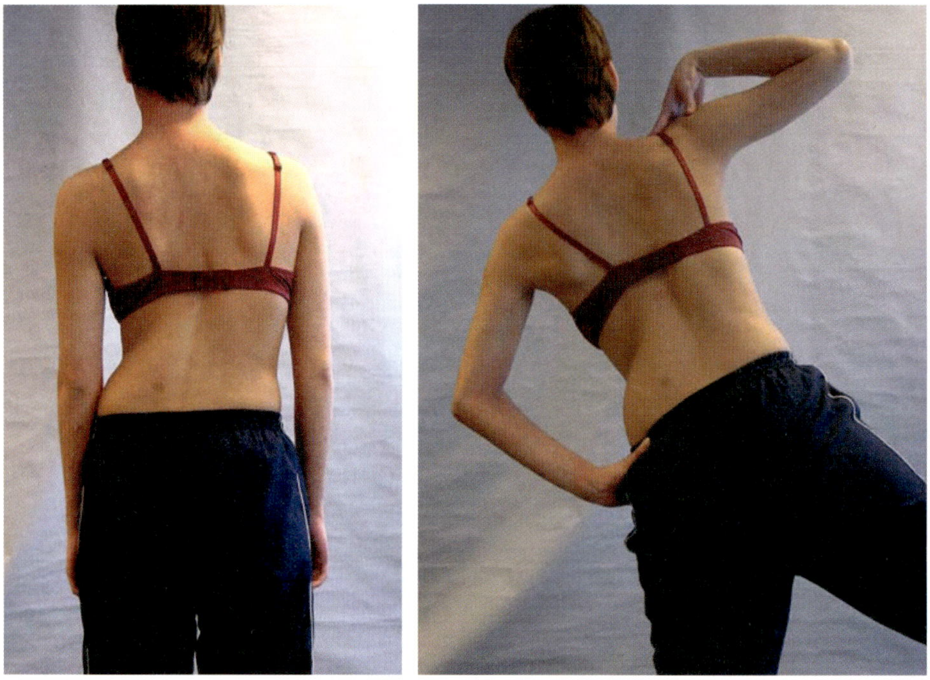

그림 13 슈로스 회전 호흡 운동을 했지만, 편평등이 확실히 보인다. 그러므로, 시상면의 척추 측만증도 교정하는 것이 합당하다.

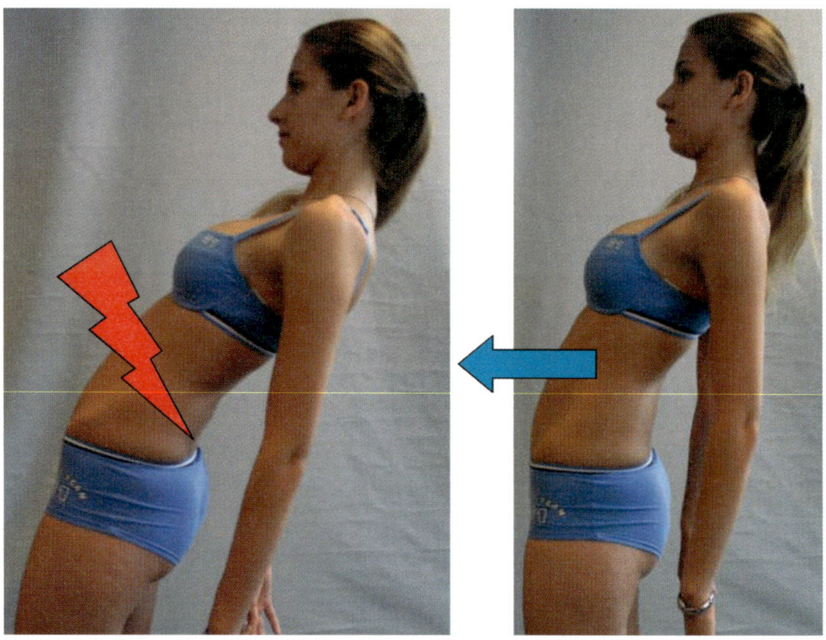

그림 14 체간을 단순히 뒤로 넘기면 흉추 후만이 증가하며, 요천추(lumbosacral) 부위가 압박을 받는다. L2 위치에서 전만이 증가하도록 하부늑골을 배쪽으로 하면 (우측) 이를 예방할 수 있다(116 수정).

별, 만곡 유형 및 콥 각도 대응 대조 연구의 결과는 physio-logic 운동을 적용했을 때 입원재활치료의 단기적인 결과가 향상된다는 가설과 일치했다.[116]

Physio-logic® 운동프로그램의 정의

Physio-logic® 운동프로그램에서는,

- 요추가 앞쪽으로 가고 흉추가 뒤쪽으로 가도록 대칭적으로 가동화 운동(symmetric mobilizing exercise)을 하며,
- 전액면과 관상면에서도 자세교정이 개선되도록 비대칭 운동을 하고,
- Physio-logic 일상생활 활동 자세를 훈련한다.

대칭 가동화 운동을 반복적으로 한다. 이 운동은 자세반사의 도움을 받아야만 할 수 있다. 우선, 반사에 의해 흉추 전만이 일어나도록 상체를 뒤로 하면서 요추 전만이 잘 이루어지도록 하고 골반은 앞으로 기울인다.

L5/S1 위치에 요추 전만이 증가하면 이 부위에 압박이 크게 가해져서 요통을 유발하므로 이 부위의 요추 전만을 증가시키는 것이 이 운동의 목표가 아니다. 그러므로, L2 위치에 전만이 증가하는 것을 목표로 한다. 하부늑골을 배쪽으로 하면 이 운동을 마무리할 수 있다(그림 14, 우측 사진).

3차원적 비대칭 자세 교정의 경우, physio-logic 운동 프로그램의 원리를 수정한 슈로스 프로그램의 운동을 이용할 수 있다(그림 15, 중앙 사진).

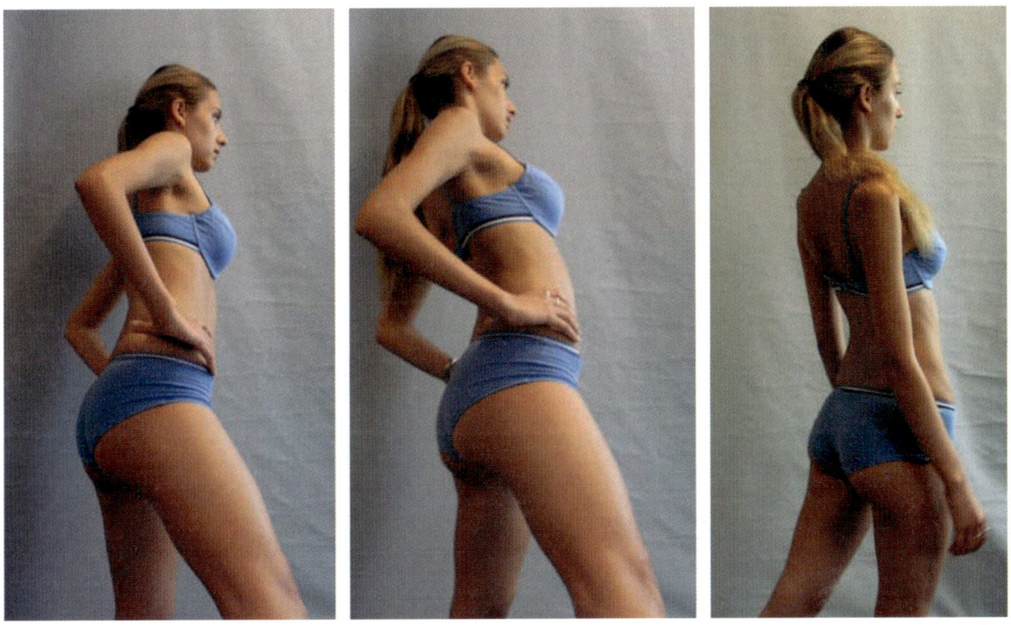

그림 15 좌측 사진은 원래의 슈로스 운동인 "근육실린더(musclecylinder)"의 측면, 중앙 사진은 "근육실린더 physio-logic", 우측 사진은 "캣워크"(116 수정).

일상생활 활동(ADL)은 자세에 대한 고정관념을 바꾸는 데 매우 중요하며, 이러한 이유로 기립과 보행 시 취해야 할 physio-logic 일상생활 활동(ADL) 자세를 훈련한다(그림 15, 우측 사진). 그러므로, 환자는 관상면을 교정하는 physio-logic® 프로그램의 기본 원리가 포함된 "캣워크(catwalk)"와 "누바(Nuba)" 자세라고 하는 일상생활 활동 자세를 배운다.

이 자세는 누바(Nuba, 남아프리카 원주민)가 자주 취하는, 일반적으로 몸을 똑바로 하고 서 있는 자세와 보행 자세에서 유래되었다.

Physio-logic® 운동을 하거나 이 자세를 유지할 때 흉추 후만과 요추 전만의 실제 각도와 범위는 정해지지 않았다. 운동을 할 때 어떤 근육군(muscle group)을 사용하는지는 아직 확인되지 않았다. 그러므로 향후 연구를 할 필요가 있다.

Physio-logic® 프로그램은 경미한 척추측만증(15~20°)에 이용할 수 있으며, 시상면 배열이 잘못되었을 때에 요통을 치료하는 데도 적용한다.

간단한 3차원적 운동(3D-exercises made easy)

"간단한 3차원적 운동" 프로그램은 일상생활 활동(ADL)에서 유래된 것이다. 이 운동은 앉아있는 자세와 서 있는 자세에서 할 수 있다. 기본적으로, 흉추운동과 요추운동, 이중 주 운동으로 3차원적인 여러 유형의 만곡을 교정할 수 있다. 물론, 흉요추 만곡 유형도 있지만, 흉추운동〔첨부 T12와 상흉요추 만곡(high thoracolumbar curve), 그림 16〕이나 요추운동〔첨부 L1와 하흉요추 만곡 (low thoracolumbar curve)〕으로 이를 교정할 수 있다.

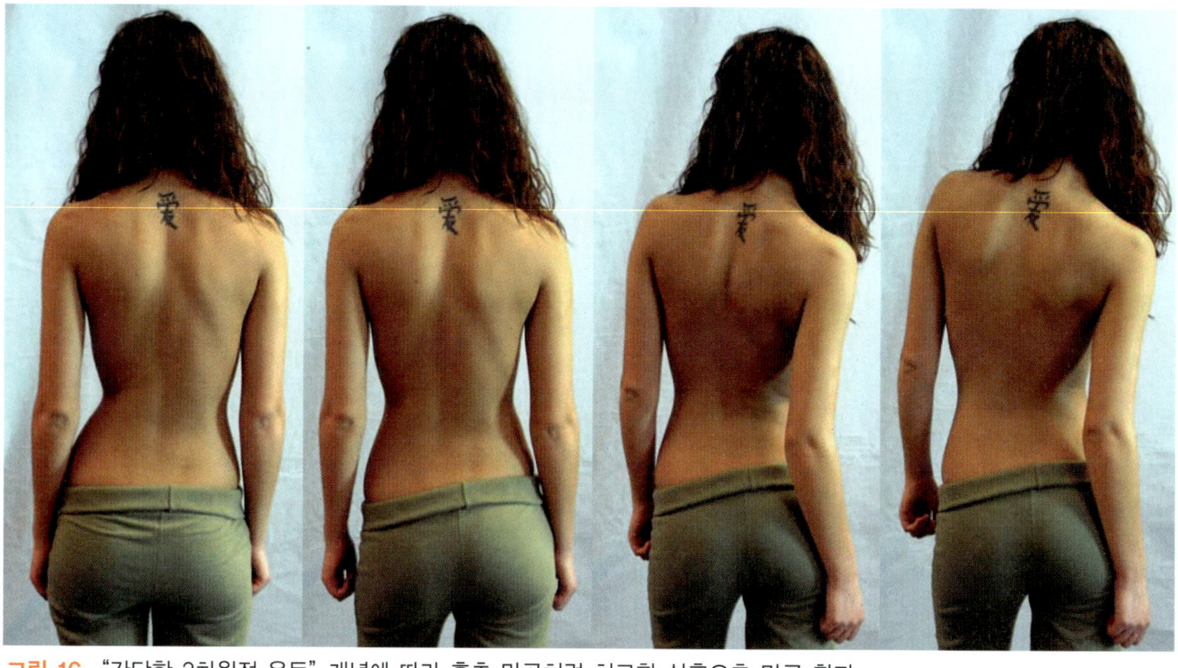

그림 16 "간단한 3차원적 운동" 개념에 따라 흉추 만곡처럼 치료한 상흉요추 만곡 환자.
(1) 골반 과잉교정, (2) 시상면 측면상의 동시 배열로 어깨 후퇴(shoulder retraction), (3) 호흡, (4) 교정된 자세에서 체간의 근긴장(muscle tension)을 통해 안정화

"간단한 3차원적 운동"은 가르치기가 용이하고,[117] physio-logic® 프로그램을 병행하여 작은 만곡(15~30°)을 치료하는 데도 이용할 수 있다.

슈로스 프로그램

슈로스 프로그램은 여러 출판물에서 상세하게 설명하고 있으며,[88, 107] 입원재활치료에 대한 발상도 많은 과학연구의 대상이었다.[88] 이 프로그램의 장점은 만곡 유형에 따라 자세교정을 하며(특이성), 척추측만증의 3차원적 자세 교정이 잘 되도록 효과적인 기전을 도입한다는 데 있다.[1~3]

근본적으로, 물리치료의 목표는 역동적 수동 장력(dynamic passive force)(FED 시스템 — 치료사의 상호 도움)과 정적인 힘(static force)(교정기 가방을 이용한 수동적인 교정)을 이용할 수도 있지만, 환자가 체간 근육을 전체적으로 사용하여 스스로 자세교정을 하는 데 있다. 우선, 치료사는 환자에게 지시사항을 알려준다. 환자는 외부수용감각 자극을 이용하거나 균형반응을 일으켜 인체의 각 부위를 약간씩 교정 또는 조정하는 방법을 배우기도 한다(그림 17). 몸의 변형을 손으로 교정하는 수동 교정과 관절의 위치, 수동적인 견인-압박 동작, 손으로 하는 탄력구조의 이완시험, 활성화 시험 또는 신장(elongation)시험결과의 변화를 모두 이용하는 고유수용감각 자극도 마찬가지로 중요하다.

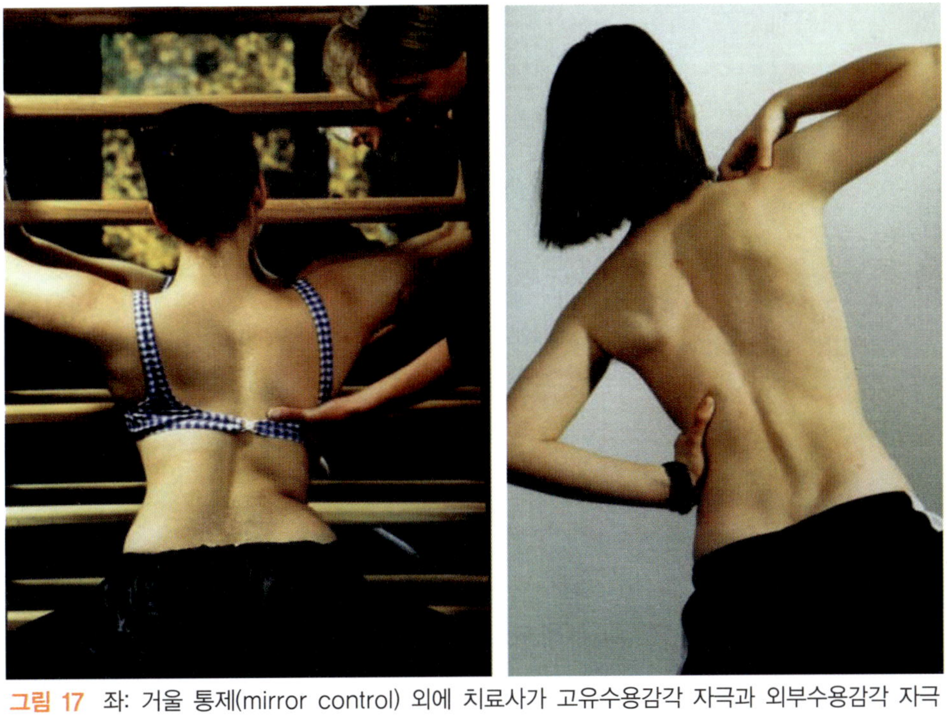

그림 17 좌: 거울 통제(mirror control) 외에 치료사가 고유수용감각 자극과 외부수용감각 자극을 주는 모습.
우: 3차원적 자동교정 내의 자세반사 외에 흉요추 융기(thoracolumbar hump)의 자가교정(autoredression)을 이용하여 스스로 운동하는 환자

슈로스는 교정의 5가지 원리를 생각했다:

축신장(axial elongation)
휨(deflexion)
반회전(derotation)
촉진(facilitation)
안정화(stabilization)

능동적 축신장

자가신장(self-elongation)을 통해 능동적 축신장이 이루어진다. 환자는 체간 근육에 가능한 한 능동적으로 힘을 가해서 이를 신장하도록 노력해야 한다.

휨

3-만곡 척추측만증(엉덩이)의 전면 정위(frontal static)에서, 체간은 흉추의 볼록한 쪽으로, 골반은 오목한 쪽으로 기울어져 있으며, 체중은 흉추의 오목한 쪽에 있는 하지에 실리게 된다. 두 발로 서 있는 자세에서 교정을 하려면, 만곡이 휘어지도록 하지와 골반의 잘못된 정위(static)를 우선 교정해야 한다.

반회전

척주(vertebral column)를 반대쪽으로 회전시키도록 교정하는 방법에 대해 잘 이해하도록 블록시스템(system of blocks)을 참고하길 바란다. 초기 직육면체 블록이 기형에 의해 변형이 되는 것을 떠올려보면, 변형 과정에서 쐐기(wedge)의 바닥(base)이 만곡의 볼록한 부분이 되고, 머리(vertex)가 오목한 부분이 된다. 이를 비틀게 되면, 바닥은 등쪽으로 가고 머리는 배쪽으로 돌아간다. 교정 시에는 머리가 등쪽으로, 바닥이 배쪽으로 오게 해야 한다.

슈로스의 회전호흡(rotatory breathing)

생리학적 호흡운동을 하는 동안 폐의 크기와 폐에 들어가는 공기의 양을 늘리기 위해 체간과 흉부, 복부의 모든 부위가 팽창한다. 한쪽의 흉곽과 흡입근육(inhalation muscle) 및 반대쪽의 폐종괴(lung mass)가 서로 반대방향으로 두 개의 탄성계(elastic system)를 형성하며, 두 개의 시트(sheet)와 흉막공간(pleural space)에 의해 이 탄성계가 합쳐진다. 척추측만증 변형과정으로 인해 체간에 형태학적 변화가 일어난다. 체간의 어떤 부위는 돌출되어 볼록해지고, 어떤 부분은 안으로 들어가 오목해진다. 이렇게 되면 호흡역학(breathing mechanics)이 정상적으로 기능하지 않는다. 기형으로 인해 체간의 모든 근육이 균형을 잃는다. 이러한 불균형은 변형과정에서 두 번째로 이루어지며, 이는 형태학적 불균형[특정 근육군의 기시(origin)과 정지(insertion)가 함께 움직이면서 짧아지는 한편, 다른 근육군의 기시와 정지는 서로 멀어지면서 늘어난다]과 기능적 불균형[늘어난 근육은 수동적 장력(passive tension)을 지속적을 받아 근전도(EMG) 활동이 커지지만, 짧아진 근육은 그렇지 않다] 모두를 말한다.

근육에 비대칭적으로 힘이 생겨 변형이 이루어지면서 척추측만증에 부차적으로 발생하는 형태학적 및 기능적 근육 불균형으로 인해 호흡역학에 변화가 생겨 기형의 진행 과정에 영향을 준다. 근육 불균형이 원발성이든 속발성이든, 일단 장애가 생겨 진행이 이루어지면 기형으로 인해 불균형이 심해지고, 불균형으로 인해 기형이 악화되는 악순환이 발생한다.

지나치게 늘어난 근육의 긴장도(tone)가 수동적으로 증가하면 숨을 내쉬었을 때 볼록한 부위에서 수축이 일어나지 않으므로(exhalation retraction), 이 부위에 들숨 장애(inhalation blockage)라고 하는 현상이 발생한다. 한편, 오목한 부위에서는 들숨에 쓰이는 근육(inhalation muscle)의 기계적 확대율(mechanical advantage)과 수축 상황에 적응하는 탄성구조(elastic structure)를 볼 수 있는데, 이는 오목한 부위에서 날숨 수축(exhalation retraction)이 더 커지는 것을 설명해준다. 숨을 들이쉬는 동안에는 체간의 모든 부위는 팽창하여 다소 커지고, 숨을 내쉬는 동안에는 볼록한 부위는 들숨에서처럼 막혀있고 오목한 부위는 더 크게 내쉴 때에 다시 오므라든다. 이러한 현상으로 날숨 시에는 기형이 심해지고, 들숨 시에는 그 반대가 된다. 능동 및 수동 교정과 운동을 하기 위해 비대칭적으로 힘을 내는 자세와는 별개로, 숨을 내쉬는 동안에 교정상태를 유지하면 근육이 균형을 잡을 수 있다.

슈로스 운동을 하는 동안 환자는 체간의 볼록한 부분을 팽팽하게 하고, 오목한 부위에 공기가 들어가게 해야 한다. 이렇게 되면 척주(vertebral column)의 비틀린 느낌에 대한 고유수용감각이 강해진다. 이는 슈로스 회전호흡이라고 한다. 치료사의 자극이 여기에서 매우 중요하다. 치료사는 손가락에 약간 힘을 주면서 손으로 움푹 들어간 곳을 교정 방향으로 쓸어 내린다.

촉진

촉진의 신경생리학적 기초는 본 장에서 다루지 않는다. 이 내용은 이미 다른 곳에서 설명했다. 이 시점에서 고려해야 할 점은 실용적인 측면이다. 즉, 자세교정을 위해 고유수용감각 자극과 외부수용감각 자극을 주어야 하는 곳을 말한다.

안정화

안정화는 숨을 내쉬는 단계에서 이론적으로 등척성 긴장(isometric tension)이 이루어지도록 교정을 유지하는 것을 말한다. 이는 이미 교정상태를 유지하면서 숨을 내쉬는 동안 만들어진 근육 긴장이 단축된 근육에 능동신장효과(active elongation effect)를 주고, 과도하게 늘어난 근육계에서 짧아진 부위를 활성화시키는 방법인 호흡역학(respiratory mechanics)에서 설명했다. 이런 식으로, 근육의 길이와 양을 되돌려놓는다. 환자는 다른 도구를 이용하여 등척성 근육 긴장을 더 크게 할 수도 있다.

3차원적 척추 교정의 일반원리

척추측만증 교정의 일반원리는 "전액면과 시상면에서 척주의 배열이 더 좋아지도록 뒤틀림을 푸는 것이라고 할 수 있다. 구체적으로, 견인력(traction force)을 가할 필요 없이 척주의 시상면 배열이 굴절(deflection) 및 복원(reconstruction)되도록 뒤틀림을 풀고자 하는 동작을 말한다. 체간 근육의 작용을 이용해서 척주의 교정효과를 볼 수 있다는 가능성이 드러났다.

체간 근육의 광범위한 작용을 통해 척주를 3차원적으로 교정하려 할 때에는, 전체 체간[또는 전척추(entire spine)]을 사용해야 한다. 대다수의 척추측만증이 야기하는 자세 붕괴(postural collapse)를 없애고 체간의 모든 표면 근육계와 심부 근육계를 완전히 활성화시키려면 자가스트레칭(self-stretching)을 해야 한다. 자가스트레칭, 또는 자가신장(self-elongation)을 할 때에는 자세 만곡이 펴지는 원치 않는 효과도 나타나지만, 어느 정도 굴곡효과와 뒤틀림을 푸는 효과가 있다. 만곡이 편평해지지 않도록, 환자는 시상면에서 체간에 대한 통제력을 갖고 있어야 한다.

종적인 척추 배열에서 시상면 형태를 동시에 조절하면서 어떻게 뒤틀림을 풀고 굴곡을 만들 수 있을까? 뒤틀림을 통해 두 개의 반신(hemibodies)이 만들어져 대칭적으로 도치된 상태가 아니라 어떤 차이를 보이는 서로 다른 반대의 시상면 측면상을 갖게 된다는 것을 우리는 이미 알고 있다(도치는 같은 위상에서 이루어지지 않는다. 즉, 한쪽이 최대한 등쪽으로 돌출된 정도가 반대쪽이 최대한 배쪽으로 들어간 정도와 다르다는 것을 뜻한다). 오목한 흉추부위의 반신에서 시상면 측면상에는 확실한 전만 요추 시상(lordotic lumbar profile, 배쪽으로 돌아간 요추의 오목한 부위에 해당), 후만 요추(등쪽으로 돌아간 흉추의 볼록한 부위에 해당), 전만 견갑 — 경추[두방 보상 만곡(cranial compensation curve)의 오목한 부위에 해당]가 있다. 흉추 오목부위의 반대쪽에서는 이와 반대로 요추 저전만 — 결국에는 편평해지거나 후만이 됨 — (등쪽으로 돌아간 요추 볼록부에 해당), 흉추 저후만 — 결국은 편평해지거나 전만이 됨 — 배쪽으로 돌아간 흉추 오목부에 해당), 경추 견갑의 저전만 — 결국에는 편평해지거나 후만이 됨 — (두방 보상 만곡의 볼록한 부위에 해당)이 있다. 자가스트레칭을 하면서 신체의 한 부위를 나머지 부위와 반대로 돌리도록 환자를 가르치는 예전의 방법 대신에, 자가스트레칭을 하는 동안 시상면을 잘 통제하고 뒤틀림을 풀어주도록 시상면에서 두 개의 반신(hemibodies)이 서로 반대방향으로 똑바르게 놓이도록 가르친다.

슈로스 운동프로그램에서는 환자에 관한 임상소견에 따라 만곡 유형에 맞는 교정방법을 가르친다(그림 18~21). 가능한 만곡의 유형이 상당히 많지만, 슈로스 시스템에서는 다음과 같이 4개의 기본적인 만곡 유형을 살펴보는데, 실제로 4개의 유형만으로도 척추측만증에서 나타나는 대부분의 전형적인 소견을 다루기에는 충분하다:[107]

1. 중립골반(neutral pelvis)이 있는 기능적 3 만곡 유형

2. 보상상실(decompensation)이 있는 기능적 3 만곡 유형
3. 기능적 4 만곡 유형
4. 4 만곡 유형의 특수 형태인 흉요추 만곡 유형

다음 사진에서는 기본 유형 각각의 전형적인 운동 자세와 전형적인 임상 소견을 볼 수 있다.

슈로스 운동프로그램은 입원재활치료 시 특히 효과적임이 입증되었지만,[6, 9, 88, 114, 115)] 수술을 필요로 하는 환자가 있는 한, 현재와 미래에 프로그램을 더욱 효과적으로 만들어야 할 이유가 있는 것이다.

척추측만증이 시상면 시상에 미치는 영향에 대해 더 이해하게 된 결과,[96, 97, 98, 101, 106)] 콥 각도가 30°를 넘는 환자에게는 슈로스 원리와 physio-logic® 원리를 조합하여 적용하는 것이 바람직하다. 그러므로, 향후에는 시상면 교정을 보다 강조해야 한다. 자동신장(autoelongation)을 조절하지 않으면 편평등이 만들어질 수 있으므로, 신장을 하지 않고도 3차원적 자세 교정이 가능한지 그 가능성에 중점을 맞춰야 한다.

"physio-logic®", "간단한 3차원적 운동", "슈로스" 운동을 모두 조합한 것을 "최선의 방법"으로 여긴다면, 이러한 치료 전략을 다른 방법론적 접근방법과 비교해봐야 할 것이다:

리오네 방법(Methode Lyonaise)
도보시에비츠(Dobosievicz)
측방이동(side shift)

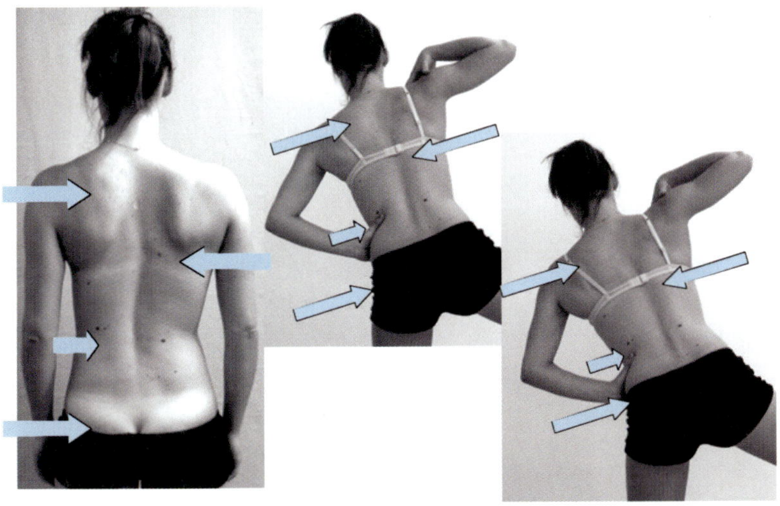

그림 18 중립골반이 있는 기능적 3 만곡 척추측만증을 위한 운동의 예. 약간의 요추 만곡이 시계방향으로 보인다. 화살표는 측면에 작용하는 힘(lateral force)과 배쪽을 향하는 반회전력(derotation force)을 말한다.

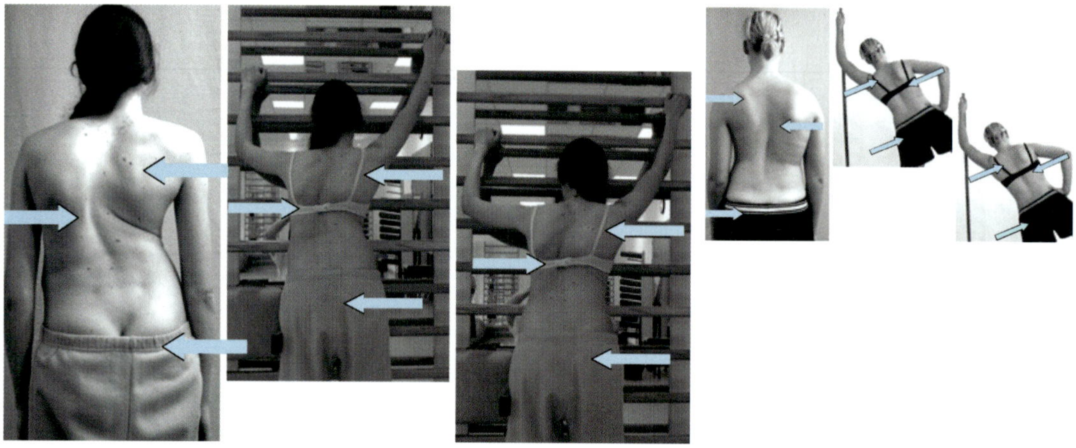

그림 19 보상상실(decompensation)이 있는 기능적 3 만곡 유형을 위한 운동의 예. 골반이동을 다시 보상하는 것이 중요하다.
화살표는 측면에 작용하는 힘(lateral force)과 배쪽을 향하는 반회전력(derotation force)을 말한다.

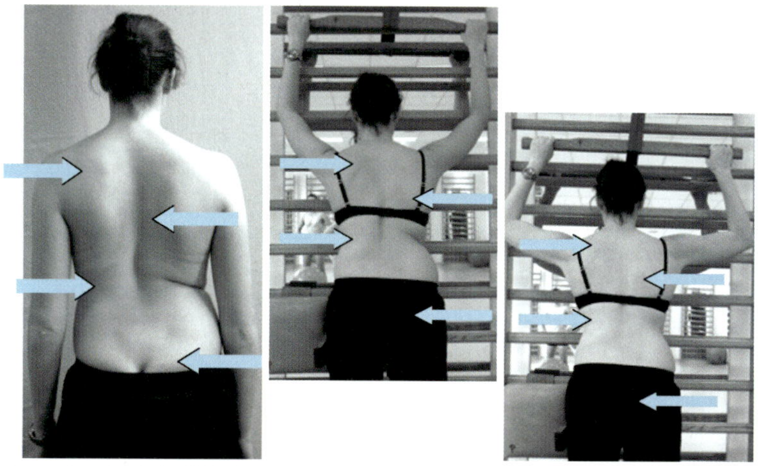

그림 20 기능적 4 만곡 유형에 대한 운동의 예. 화살표는 측면에 작용하는 힘(lateral force)과 배쪽을 향하는 반회전력(derotation force)을 말한다.

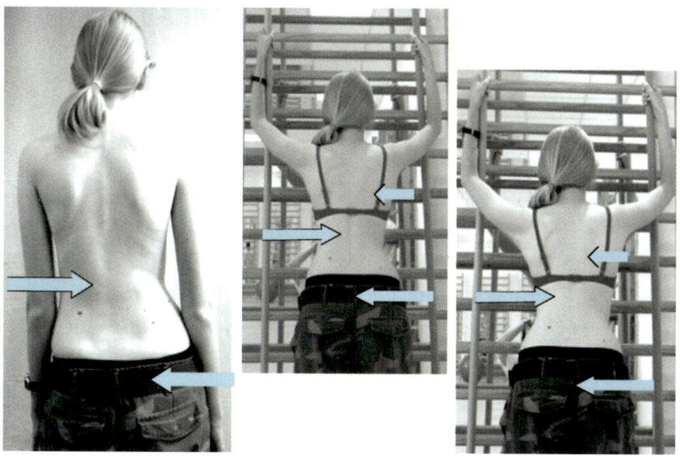

그림 21 흉요추 만곡 유형에 대한 운동의 예. 화살표는 측면에 작용하는 힘(lateral force)과 배쪽을 향하는 반회전력(derotation force)을 말한다.

리오네 방법(Lyonaise method)은 3차원적 자세교정과 자동교정을 위해 환자가 필요로 하는 기술의 향상을 목표로 하며, 그러나, 자세교정은 슈로스 기술을 이용했을 때만큼 잘 되지 않는다(그림 12). 보조기를 착용한 상태에서 특정 운동을 하면 시상면이 주로 교정된다. 요추 패드를 전만에 반대되도록 하지 않아도, 리오네 스쿨(Lyonaise school)의 운동 다수를 통해 전반적으로 척추후만증이 나타나며 이는 효과적이라고 볼 수 없다.[10, 112]

도보시에비츠(Dobosievicz) 방법은 국제문헌에서 잘 설명되지 않았다. 독일에서 이 물리치료방법은 거의 알려지지 않았다. 그 목표는 흉추의 편편등을 다시 후만시키는 데 있다. 운동을 하는 동안 환자는 앞으로 숙이도록 힘을 받는데, 그렇게 되면 전체 척추가 후만화 된다.[118] 요추 시상(lumbar profile)의 재전만화를 확인하는 방법 또한 이 치료법에서 해결해야 할 문제이다. 유일하게 이에 대해 발표된 과학연구가 있지만 본 지침에 따라 표본의 평균 환자를 결국 치료를 하지 않았으므로 그 내용이 의심된다.[118]

측방이동(side shift)에서는 전액면(frontal plane)의 기형만을 다룬다. 한편, 요추 전만증과 흉추 후만증이 회복되면 자세교정이 개선될 수 있다는 증거가 있다.[101, 106] 전방편위(frontal deviation)은 부차작인 기형으로 볼 수 있으며,[96, 97, 98] 그러한 이유로 측방이동 운동을 차선책으로 간주해야 한다.

네그리니(Negrini) 등[119]과 로마노(Romano) 등[120]이 제시한 새로운 운동프로그램은 리오네 방법에서 유래되었다. 네그리니(2004)는 가동운동(mobilization)에 대한 우려를 보고했지만, 2006년에 SEAS 02 운동(전해진 바에 의하면 2002년에 개발)에 가동운동 기술을 포함시켰다.[119]

지금까지 리오네 프로그램이 척추측만증의 진행위험성을 낮추거나 다른 증상 및 징후를 호전시킨다는 전향적 연구는 없었다. 그러므로, 무작위 대조연구에서 이러한 증거 없이 두 가지 프로그램을 비교하는 것이 타당하다.[119] 게다가, 환자가 일상생활 활동-운동을 익히는 데는 수개월이 필요하므로,[120] 이 운동을 가르칠만한 가치가 있는가의 여부에 대한 의문이 든다.

최근 지식에 의하면, 운동프로그램은 이해하기 쉽고, 단순하며 효과적이어야 한다. 가동운동 기술은 등골뼈에 가해지는 부하량에 변화를 주기 위해 반드시 필요하다.

참고문헌

1. NEGRINI, S., ANTONINI, G., CARABALONA, R. MINOZZI, S.: Physical exercises as a treatment for adolescent idiopathic scoliosis. A systematic review. *Pediatric Rehabilitation* 6: 227-235, 2003.

2. WEINSTEIN, S.L: Natural history. *Spine,* 24: 2592-2600, 1999.

3. FERRARO, C., MASIERO, S., VENTURIN, A. *et al*.: Effect of exercise therapy on mild idiopathic scoliosis. Preliminary result. *Europa Medico Physica*, 34: 25-31, 1998.

4. RIGO, M., QUERA-SALVA, G., PUIGDEVALL, N.: Effect of the exclusive employment of physiotherapy in patients with idiopathic scoliosis. In: *Proceedings Book III of the 11th International Congress of the World Confederation for Physical Therapy* (London), pp 1319-1321, 1991.

5. WEISS, H.R.: Influence of an in-patient exercise program on scoliotic curve. *Italian Journal of Orthopedics and Traumatology*, 18: 395-406, 1992.

6. WEISS, H.R., LOHSCHMIDT, K., EL-OBEIDI, N. *et al.*: Preliminary results and worst-case analysis of in-patient scoliosis rehabilitation. *Pediatric Rehabilitation*, 1: 35-40, 1997.

7. STONE, B., BEEKMAN, C., HALL, V. *et al.*: The effect of an exercise program on change in curve in adolescents with minimal idiopathic scoliosis. A preliminary study. *Physical therapy*, 59: 759-763, 1979.

8. DEN BOER, W.A., ANDERSON, P.G., LIMBEEK, J. *et al.*: Treatment of idiopathic scoliosis with side-shift therapy: an initial comparison with a brace treatment historical cohort. *European Spine Journal*, 8: 406-410, 1999.

9. WEISS, H.R., WEISS, G. and PETERMANN, F.: Incidence of curvature progression in idiopathic scoliosis patients treated with scoliosis in-patient rehabilitation (SIR): an age- and sex-matched controlled study. *Pediatric Rehabilitation*, 6: 23-30, 2003.

10. DUCONGE, P.: La rééducation de la scoliose. Mythe ou réalité? *Résonnances Européennes du Rachis*, 10 : 1229-1236, 2002.

11. KLISIC, P. and NIKOLIC, Z.: Scoliotic attitudes and idiopathic scoliosis. In: *Proceedings of the International Congress on Prevention of Scoliosis in Schoolchildren* (Milan: Edizioni Pro Juventute), pp 91-92, 1985.

12. MOLLON, M. and RODOT, J.C.: Scolioses structurales mineures et kinésithérapie. Etude statistique comparative des résultats. *Kinésithérapie Scientifique*, 244: 47-56, 1986.

13. REILLY, R.P. and FINDLEY, T.W. : Research in physical medicine and rehabilitation. IV. Some practical designs in applied research. *American Journal of Physical Medicine and Rehabilitation*, 70 (suppl. 1): 31-36, 1991.

14. FOCARILE, F.A., BONALDI, A., GIAROLO, M. *et al.*: Effectiveness of nonsurgical treatment for IS; overview of available evidence. *Spine*, 16: 395-401, 1991.

15. LANTZ, C.A.: Conservative management of scoliosis. *Chiropractic*, 9: 100-107, 1995.

16. ROWE, D., BERNSTEIN, S., RIDDICK, M.F., ADLER, F., EMANS, J.B. and GARDNER-BONNEAU, D.: A meta-analysis of the efficacy of nonoperative treatment for IS. *Journal of Bone and Joint Surgery [Am.]*, 79: 664-669, 1997.

17. WOOLF, S.: Screening for adolescent idiopathic scoliosis. *Journal of the American Medical Association*, 269: 2667-2672, 1993.

18. LONSTEIN, J.E. and CARLSON, J.M.: The prediction of curve progression in untreated idiopathic scoliosis during growth. *Journal of Bone and Joint Surgery [Am.]*, 66: 1061, 1994.

19. BROOKS, H.L., AZEN, S.P., GERBERG, E., BROOKS, R. and CHAN, L.: Scoliosis: a prospective epidemiological study. *Journal of Bone and Joint Surgery [Am.]*, 57: 968-972, 1975.

20. ASCANI, E., BARTOLOZZI, P. and LOGROSCINO, C.A. *et al.*: Natural history of untreated IS after skeletal maturity. *Spine*, 11: 784-789, 1986.

21. BJURE, J. and NACHEMSON, A.: Non-treated scoliosis. *Clinical Orthopedics Related Research*, 93: 44-52, 1973.

22. BJERKREIM, R. and HASSAN, I.: Progression in untreated IS after the end of growth. *Acta Orthopedica Scadinavia*, 53: 897-900, 1982.

23. BUNNELL, W.P.: The natural histiory of IS before skeletal maturity. *Spine*, 11: 773-776, 1986.

24. COLLIS, D.K. and PONSETI, I.V.: Long-term follow-up of patients with IS scoliosis non treated surgically. *Journal of Bone and Joint Surgery [Am.]*, 51-A: 425-445, 1969.

25. FOWLES, J.V., DRUMMOND, D.S., L'ECUYER, S. *et al.*: Untreated scoliosis in the adult. *Clinical Orthopedic Related Research*, 134: 212-224, 1978.

26. NACHEMSON, A.: A long-term follow-up study of nontreated scoliosis. *Acta Orthopedica Scandinavia*, 39: 446-476, 1968.

27. PONSETI, I.V. and FRIEDMAN, B.: Prognosis in IS. *Journal of Bone and Joint Surgery [Am.]*, 32: 381-395, 1950.

28. HAWES, M.: The use of exercise in the treatment of scoliosis: an evidence-based critial review of the literature. *Pediatric Rehabilitation, 6:* 171-182, 2003.

29. KEIM, M.A.: The Adolescent Spine, 2nd edn (New York, Heidelberg, Berlin: Springer-Verlag), 1987.

30. JAREMKO, J.L., PONCET, P., RONSKY, J. *et al.*: Estimation of spinal deformity in scoliosis from torso surface cross sections. *Spine* 26: 1583-1591, 2001.

31. KOJIMA, T. and KUROKAWA, T.: Quantification of three-dimensional deformity of IS. *Spine*, 17: 22-29, 1992.

32. PONCET, P., DANSERAU, J. and LABELLE, H. : Geometric torsion in IS; three-dimensional analysis and proposal for a new classification. *Spine* 26: 2235-2243, 2001.

33. VILLEMURE, I., AUBIN, C.E., GRIMARD, G. *et al.*: Progression of vertebral and spinal three-dimensional deformities in AIS. A longitudinal stuy. *Spine* 26: 2244-2250, 2001.

34. ROAF, R.: Scoliosis (Baltimore, MD.: Williams and Wilkins), 1966.

35. STOKES, I.A.F.: Hueter-Volkmann Effect; state of the art reviews, *Spine* 14: 349-357, 2000.

36. STOKES, I.A.F. and GARDNER-MORSE, M.: The role of muscles and effects of load on growth. *Research into Spinal Deformity*, 4: 314-317, 2002.

37. KOROVESSIS, P, PIPEROS, G., SIDIROPOULOS, P. *et al.*: Adult idiopathic lumbar scoliosis : a formula for prediction of progression and review of the literature. *Spine* 19: 1926-1932, 1994.

38. WEINSTEIN, S.L. and PONSETI, I.V.: Curve progression in IS. *Journal of Bone and Joint Surgery*, 65-A: 447-455, 1983.

39. WEINSTEIN, S.L., DOLAN, L.A., SPRATT, K.F. *et al.*: Health and function of patients with untreated IS: a 50-year natural history study. *JAMA*, 289: 559-567, 2003.

40. BROWN, D.: The pain drawing in AIS. *Proceedings of the Scoliosis Research Society, 36th Annual Meeting,* Cleveland, OH, 2001.

41. BALAGUE, F., DUTOIT, G. and WALDBURGER, M.: Low back pain in schoolchildren. An epidemiological study. *Scandinavian Journal of Rehabilitation Medicine* 20: 175-179, 1988.

42. EDGAR, M.A.: Back pain assessment from a long term follow-up of operated and unoperated patietns with AIS. *Spine* 4: 519-521, 1979.

43. FAIRBANK, J.C., PYSENT, P.B., VAN POORTVLIET, J. A. *et al.*: Influence of anthropometric factors and joint laxity in the incidence of adolescent back pain. *Spine* 9: 461-464, 1984.

44. KOSTUIK, J.P., BENTIVOGLIO, J.: The incidence of low-back pain in adult scoliosis. *Spine*, 6: 268-273, 1981.

45. JACKSON, R.P., SIMMONS, E.H. and STRIPINIS, D.: Incidence and severity of back pain in adult idiopathic scoliosis. *Spine* 8: 749-756, 1983.

46. MAYO, N.E., GOLDBERG, M.S., POITRAS, B. et al.: The Ste-Justine AIS cohort study. Part III: Back pain. *Spine* 14: 1573-1581, 1994.

47. NATASI, A.J., LEVINE, D.B. and VELISKAKIS, K.P.: Pain patterns in AIS. *Journal of Bone and Joint Surgery* 54-A: 1575, 1972

48. NILSONNE, U., LUNDGREN, K.D.: Long term prognosis in IS. *Acta Orthopedica Scandinavica* 39: 456-465, 1968.

49. RAMIREZ, N., JOHNSTON, C.E. and BROWNE, R.H.: The prevalence of back pain in children who have IS. *Journal of Bone and Joint Surgery* 79-A: 364-368, 1997.

50. VITALE, M.G., LEVY, D.E., JOHNSON, M.G. et al.: Assessment of quality of life in adolescent patients with orthopedic problems: are adult measures appropriate? *Journal of Pediatric Orthopedics*, 21: 622-628, 2001.

51. WEINSTEIN, S.L., ZAVALA, D.C. and PONSETI, I.V.: Idiopathic scoliosis long-term follow-up and prognosis in untreated patients. *Journal of Bone and Joint Surgery* 63-A: 702-712, 1981.

52. RINSKY, L.A. and GAMBLE, J.G.: AIS. *Western Journal of Medicine* 148: 182-191, 1988.

53. GOLDBERG, M.S., MAYO, N.E., POITRAS, B. et al.: The Ste. Justine AIS cohort study: II. Perception of health, self and body image, and participation in physical activities. *Spine* 19: 1562, 1994.

54. WEINSTEIN, S.L.: Long term follow-up of pediatric orthopedic conditions; natural history and outcomes of treatment. *Journal of Bone and Joint Surgery* 82-A: 980-990, 2000.

55. BENGSTON, G., FALLSTROM, K., JANSSON, B. *et al.*: A psychological and psychiatric investigation of the ajustment of female scoliosis patients. *Acta Psychiatrica Scandinavica* 50: 50-59, 1974.

56. CLAYSON, D. and LEVINE, D.B.: AIS: personality patterns and effects of corrective surgery. *Clinical Orthopedic Related Research* 116: 99-102, 1976.

57. CLAYSON, D., LUZ-ALTERMAN, S., CATALETTO, M.M., *et al.*: Long-term psychological sequelae of surgically vs. nonsurgically treated scoliosis. *Spine* 12: 983-987, 1987.

58. EDGAR, M.A. and METHA, M.H.: Long term follow-up of fused and unfused IS. *Journal of Bone and Joint Surgery* 70-B: 712-716, 1986.

59. FALLSTROM, K., COCHRAN, T. and NACHEMSON, A.: Long term effects on personality development in patients with AIS; influence of type of treatment. *Spine* 11: 756-758, 1986.

60. HECKMAN, L.A., SCHATZINGER, L.A., NASH, C.L. *et al.*: Emotional adjustment in scoliosis. *Clinical Orthopedic Related Research* 125: 145-150, 1977.

61. KAHANOVITZ, N. and WEISER S.: The psychological impact of IS on the adolescent female; a preliminary multi center study. *Spine* 14: 483-487, 1989.

62. MACLEAN, W.E., GREEN, N.E., PIERRE, C.B. *et al.*: Stress and coping with scoliosis: psychological effects on adolescents and their families. *Journal of Pediatric Orthopedics* 9: 257-260, 1989.

63. PAYNE, W.K., OGLIVIE, J.W., RESNICK, M.D. *et al.*: Does scoliosis have a psychological impact and does gender make a difference? *Spine* 22: 1380-1384, 1997.

64. BOWEN, R.M.: Respiratory management in scoliosis. In: J. Lonstein, D. Bradford, R. Winter *et al.* (editors) Moe's Textbook of Scoliosis and Other Spinal Deformities, 3rd edn (Philadephia: WB Saunders), pp 572-581, 1995.

65. GEORGE, R.B., LIGHT, R.W. MATTHAY, M.A. et al.: Chest Medicine: Essentials of Pulmonary and Critical Care Medicine, 3rd edn (Baltimore: Williams and Wilkins), 1995.

66. SEATON, A., SEATON, D. and LEITCH, A.G.: *Crofton* and Douglas's Respiratory Diseases, 5th edn (Oxford: Blackwell Science), p 90, 2000.

67. FRASER, R. S., MÜLLER, N.L., COLMAN, N. et al.: Fraser and Pare's Diagnosis of Diseases of the Chest, 4th edn (Philadelphia: W.B. Saunders Company), 1990.

68. HITOSUGI, M., SHIGETA, A. and TAKATSU, A.: An autopsy case of sudden death in a patient with IS. *Medicine Science and the Law* 40: 175-178, 2000.

69. MURRAY, J.F. and NADEL, J.A.: Textbook of Respiratory Medicine, 3rd edt. (Philadelphia: W.B. Saunders), 2000.

70. PEHRSSON, K., LARSSON, S., ODEN, A. *et al.*: Long term follow-up of patients with untreated scoliosis. A study of mortality causes of death and symptoms. *Spine* 17: 1091-1096, 1992.

71. SCHNEERSON, J.M., SUTTON, G.C. and ZORAB, P.A.: Causes of death, right ventricular hypertrophy, and congenital heart disease in scoliosis. *Clinical Orthpedic Related Research* 135: 52-57, 1978.

72. BOYER, J., AMIN, N., TADDONIO, R. *et al.*: Evidence of airway obstruction in children with IS. *Chest* 109: 1532-1535, 1996.

73. CHONG, K.C. LETTS, R.M. and CUMMING, G.R.: Influence of spinal curvature on exercise capacity. *Journal of Pediatric Orthopedics* 1: 251-254, 1981.

74. DIROCCO, P., BREED, A.L., CARLIN, J.E. et al.: Physical work capacity in adolescents with mild IS. *Archives of Physical Medicine Rehabilitation* 64: 476-479, 1983.

75. DIROCCO, P. and VACCARO, P.: Cardiopulmonary functioning in adolescent patients with mild IS. *Archives of Physical Medicine Rehabilitation* 69: 198-199, 1988.

76. HAWES, M.C. and BROOKS, W. J.: Improved chest expansion in IS after intensive, multiple modality, nonsurgical treatment in adult. *Chest* 120: 672-674, 2001.

77. KEARON, C., VIVIANI, G.R. and KILLIAN; K.J.: Factors influencing work capacity in thoracic AIS. *American Review in Respiratory Diseases* 148: 295-303, 1993.

78. KESTEN, S., GARFINKEL. S.K., WRIGHT, T. *et al.*: Impaired exercise capacity in adults with moderate scoliosis. *Chest* 99: 663-666, 1991.

79. OGLIATI, R., LEVINE, D., SMITH, J.P. et al.: Diffusing capacity in IS and its interpretation regarding alveolar development. *American Reviews in Respiratory Disease* 126: 229-234, 1982.

80. SMYTH, R. J., CHAPMAN, K.R., WRIGHT, T.A. *et al.*: Pulmonary function in adolescents with mild IS. *Thorax* 39: 901-904, 1984.

81. SMYTH, R. J., CHAPMAN, K.R., WRIGHT, T.A. *et al.*: Ventilatory patterns during hypoxia, hypercapnia, and exercise in adolescents with mild scoliosis. *Pediatrics* 77: 692-696, 1986.

82. SZEINBERG, A., CANNY, G.J., RASHED, N. *et al.*: Forced VC and maximal respiratory pressures in patients with mild and moderate scoliosis. *Pediatric Pulmonaries* 4: 8-12, 1988.

83. WEBER, B., SMITH, J.P., BRISCOE, W.A. *et al.*: Pulmonary function in asymptomatic adolescents with IS. *American Reviews in Respiratory Disease* 111: 389-397, 1975.

84. BRANHWAITE, M.A.: Cardiorespiratory consequences of unfused IS. *British Journal of Diseases of the Chest*, 80:360-369, 1986.

85. DAVIES, G. and REID, L.: Effect of scoliosis on growth of alveoli and pulmonary arteries and on the right ventricle. *Archives of Disease in Childhood* 46: 623-632, 1971.

86. DRUMMOND, D.S.: Spinal deformity: natural history and the role of screening. In: D.S. Bradford and R.M. Densinger (editors) *The Pediatric Spine* (Stuttgart, NY: Georg Thieme Verlag), pp 167-180, 1985.

87. LEATHERMAN, K. and DICKSON, R.: *The Management of Spinal Deformities* (London, Boston, Singapore, Sydney, Toronto, Wellington:Wright Press), 1988.

88. WEISS, H.R.: Skolioserehabilitation, Qualitätssicherung und Patientenmanagement. (Stuttgart: Thieme), 2000.

89. WEISS, H.R.: The effect of an exercise program on VC and rib mobility in patients with IS. *Spine*, 16: 88-93, 1991.

90. WEISS, H.R., BICKERT, W.: Veränderungen elektrokardiographisch objektivierbarer Parameter der Rechtsherzbelastung erwachsener Skoliosepatienten durch das stationäre Rehabilitationsprogramm nach Schroth. *Orthopädische Praxis*, 32:450-453, 1996.

91. WEISS, H.R., NEGRINI S., RIGO, M., KOTWICKI, T., GRIVAS, TB, MARUYAMA, T and members of the SOSORT: SOSORT Consensus Paper Part I: Physical Exercises in the Treatment of Idiopathic Scoliosis. Discussed at the SOSORT consensus meeting, Milano, January 2005.

92. WEISS, HR: Imbalance of electromyographic activity and physical rehabilitation of patients with idiopathic scoliosis. *European Spine Journal* 1: 240-243, 1993.

93. DANIELSSON, A.J., WIKLUND, I., PEHRSSON, K., NACHEMSON, A.L.: Health-related quality of life in patients with adolescent idiopathic scoliosis: A matched follow-up at least 20 years after treatment with brace or surgery. *European Spine Journal*, 10: 278-288, 2001.

94. WEISS, H.R.: La rehabilitatión de la escoliosis. Paidotribo, Barcelona, 2003.

95. STOKES, I,A,F: *Die Biomechanik des Rumpfes*. In: H.R. Weiß: Wirbelsäulendeformitäten. Konservatives Management. München, Pflaum, pp 49-77, 2003.

96. DEACON, P., FLOOD, B.M. and DICKSON, R.A: Idiopathic scoliosis in three dimensions: a radiographic and morphometric analysis. *Journal of Bone and Joint Surgery* 66-B: 509-512, 1984.

97. TOMASCHEWSKI, R.: Die funktionelle Behandlung der beginnenden idiopathischen Skoliose. Habilitation thesis, Halle, 1987.

98. WEISS, H.R. and LAUF, R.: Impairment of forward flexion – physiological or the precursor of spinal deformity? In: M. D'Amico, A. Merolli and G.C. Santambrogio (editors) Three Dimensional Analysis of Spinal Deformities (Amsterdam: IOS Press), pp 307-312, 1995.

99. BURWELL, R.G.: Aetiology of idiopathic scoliosis: current concepts. *Pediatric Rehabilitation* 6: 137- 170, 2003.

100. RASO, V.J.: Biomechanical factors in the etiology of idiopathic scoliosis. *Spine: State of the Art Reviews* 14: 335-338, 2000.

101. WEISS, H.R., DALLMAYER, R., GALLO D.: Sagittal Counter Forces (SCF) in the treatment of Idiopathic Scoliosis – A Preliminary Report. *Pediatric Rehabilitation* 9: 24-30, 2006.

102. RIGO, M., WEISS, H.R.: Korsettversorgungsstrategien in der Skoliosebehandlung. In: H.R. Weiss Wirbelsäulendeformitäten, Konservatives Management (München, Pflaum), pp 251-287, 2003.

103. KLAPP, R: Funktionelle Behandlung der Skoliose. Jena: Fischer; 1907.

104. NIEDERHÖFFER, L: Die Behandlung von Rückgratverkrümmungen (Skoliose) nach dem System Niederhöffer. Berlin, Osterwieck, 1942.

105. OZARCUK, L.: Grundlagen der Skoliosebehandlung mit der Propriozeptiven Neuromuskulären Fazilitation. In: WEISS, HR.: Wirbelsäulendeformitäten (Vol. 3), Gustav Fischer Verlag, Stuttgart, pp 11-30, 1994

106. WEISS, H.R.: Peripher Evozierte Haltungsreaktionen – Erste Erfahrungen. In: WEISS, H.R.: Wirbelsäulendeformitäten (Vol. 3), Gustav Fischer Verlag, Stuttgart, pp 53-58, 1994.

107 LEHNERT-SCHROTH CH.: Dreidimensionale Skoliosebehandlung. 6th. edition. Stuttgart: Urban & Schwarzer, 2000.

108. TOMASCHEWSKI, R.: Die Frühbehandlung der beginnenden idiopathischen Skoliose In: WEISS, H.R.: Wirbelsäulendeformitäten (Vol. 2), Gustav Fischer Verlag, Stuttgart, pp 51-58, 1992

109. RIGO, M., QUERA-SALVA, G., PUIGDEVALL, N.: Auswirkungen der Schrothschen Dreh-Winkel Atmung auf die dreidimensionale Verformung bei idiopathische Thorakalskoliose. In: WEISS, H.R.: Wirbelsäulendeformitäten (Vol. 3), Gustav Fischer Verlag, Stuttgart, pp 87-92, 1994.

110. WEISS, H.R., RIGO, M.: Befundgerechte Physiotherapie bei Skoliose. Pflaum, München, 2001.

111. NEGRINI, A.: Forschungsdaten und ihre Konsequenzen für die Krankengymnastik. In: WEISS, H.R.: Wirbelsäulendeformitäten (Vol. 2), Gustav Fischer Verlag, Stuttgart, pp 85-88, 1992.

112. DUCONGÉ, P.: Der Skoliotische Flachrücken. Krankengymnastische Therapieansätze. In: WEISS, H.R.: Wirbelsäulendeformitäten (Vol. 2), Gustav Fischer Verlag, Stuttgart, pp 63-64, 1992.

113. WEISS, H.R.: Influence of an in-patient exercise program on scoliotic curve. *Italian Journal of Orthopaedics and Traumatology* 18: 395-406, 1992.

114. WEISS, H.R., WEISS, G. SCHAAR, H.J.: Incidence of surgery in conservatively treated patients with scoliosis. *Pediatric Rehabilitation* 6: 111-8, 2003.

115. RIGO, M., REITER, CH., WEISS, H.R.: Effect of conservative management on the prevalence of surgery in patients with adolescent idiopathic scoliosis. *Pediatric Rehabilitation* 6: 209-214, 2003.

116. WEISS H.R, KLEIN R: Improving Excellence in Scoliosis Rehabilitation – A Controlled Study of Matched Pairs. *Pediatric Rehabilitation*, 9 (3): 190-200, 2006.

117. WEISS H.R: Bad Sobernheim Concept. Instructional Course Lecture. 3rd International Conference on Conservative Management of Spinal Deformities. Poznan, Poland, 7-8 April 2006

118. DOBOSIEWICZ, K., DURMAŁA, J., CZERNICKI, K., PIOTROWSKI, J: Radiological results of Dobosiewicz method of three-dimensional treatment of progressive Idiopathic Scoliosis. *Stud Health Technol Inform,* 123: 267-272, 2006.

119. NEGRINI, S., NEGRINI, A., ROMANO, M.,VERZINI, N., PARZINI, S: A controlled prospective study on SEAS.02 exercises for idiopathic scoliosis. 3rd International Conference on Conservative Management of Spinal Deformities. Poznan, Poland, 7-8 April 2006.

120. NEGRINI, S., NEGRINI, A., ROMANO, M.,VERZINI, N., PARZINI, S., MONTICONE, M: A blind radiographic controlled study on the efficacy of Active Self-Correction according to SEAS.02. 3rd International Conference on Conservative Management of Spinal Deformities. Poznan, Poland, 7-8 April 2006.

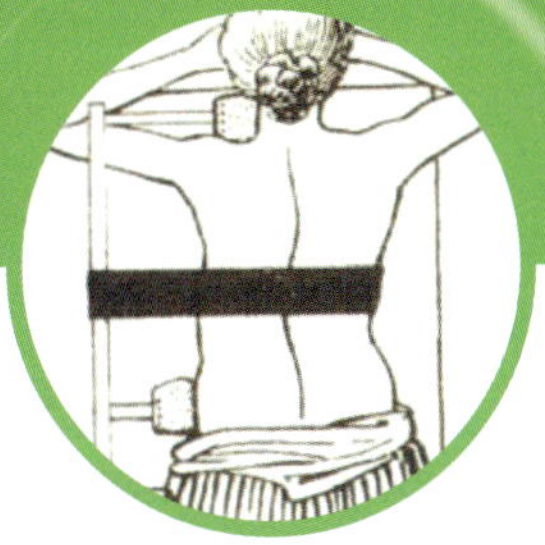

Chapter 5

재활

척추측만증 입원재활치료 — 척추측만증 통원재활치료

척추측만증 재활치료[1]에서는 레너트–슈로스(Lehnert–Schroth)[2]와 바이스(Weiss)[3, 4]가 설명한 원칙에 따라 물리치료 방법과 교정행동 양식을 결합하여 환자 개개인에게 맞춘 운동 프로그램을 이용한다. 3차원적 척추측만증 치료는 감각운동(sensomotor) 원리와 운동(kinesthetic) 원리를 기반으로 하며, 그 목표는 (1) 비대칭 자세의 교정이 용이하게 이루어지도록 하고, (2) 환자에게 일상활동을 하면서 교정된 자세를 유지하도록 가르치는 데 있다.[3, 4]

치료 프로그램은 고유수용감각 자극과 외부수용감각 자극의 도움을 받아 척추측만 자세를 교정하는 과정으로 구성되어 있다. 개인 및 집단운동프로그램에서는 모든 운동을 지도하고, 원하는 만큼 교정을 하는 데 필요한 외부수용감각자극을 주는 물리치료사와 스포츠치료사의 도움을 받는 것이 중요하다. 개인의 만곡 유형에 따라 환자는 특수운동집단에 배정이 되어 자신에게 맞춰진 프로그램을 만들게 된다. 체간의 균형과 기동성(mobility)을 회복하도록 목표 견인력을 이용하는 비대칭으로 서는 운동을 하면 교정된 자세를 개발 및 유지하기가 용이하다.

"최선"의 재활프로그램에서는 환자의 기형에 관한 모든 임상적 측면을 다루기 위해 다음과 같은 방법을 이용한다:

- physio–logic® 운동(시상면 시상을 교정,[5] 그림 22)
- 간단한 3차원적 운동(3D made easy® exercise)(작은 만곡을 대상으로 하며 익히기 쉬운 3차원적 프로그램[6])
- 유형별 일상생활 활동〔특정 일상생활 활동(ADL)[4]〕
- 슈로스 운동[2]

만곡이 클수록 슈로스 운동을 더 하게 되는데, 이는 슈로스 운동이 30° 이상인 만곡을 치료하는 데 가장 효과적이기 때문이다.[7] 한편, 슈로스 운동은 복잡하고 배우기가 쉽지 않으므로 익히기 쉽고 입원재활치료 환경에서 이미 검증이 된 다른 접근방법이 있다면 15~25°의 만곡을 치료할 때 반드시 슈로스 운동을 할 필요는 없다.[5, 6]

특수 재활치료의 주 목적은 환자로 하여금 치료사가 지도하지 않는 상태에서 거울을 보지 않고도 환자 개인의 교정된 자세를 정형화하고, 일상활동에서 그 자세를 유지할 수 있도록 하는 데 있다. 가정에서 후속치료를 할 때에는 개선된 자세 균형을 유지하도록 매일 30분씩 3~4개의 운동을 하기를 권장한다. 독일, 스페인, 오스트리아, 스위스, 미국, 터키, 이스라엘의 물리치료사는 슈로스 접근방법에 대한 훈련을 받으므로, 현지에서 통원치료를 할 수 있다. 통증, 만곡진행, 폐증상 발달 또는 심리적 문제[8~18]가 보고된 사례에서는 일차진료의사나 소아과의사, 정형외과 전문의의 추천을 받아 반복적으로 보다 집중적인 재활치료를 받을 수 있다. 그러나, 오늘날 이러한 목표는 아래에서 보는 바와 같이 재활치료 시간을 줄일 수 있는 실제 통원재활치료를 통해서도 이룰 수 있다.

최근 발전 현황

척추측만증 입원재활치료에서 전형적인 '*교사/학생*' 관계로부터 현대적인 학습 개념으로 변화가 생기면서 치료의 효과를 그대로 유지하면서도 전체 훈련 시간을 14일 이하로 줄일 수 있게 되었다.[6]

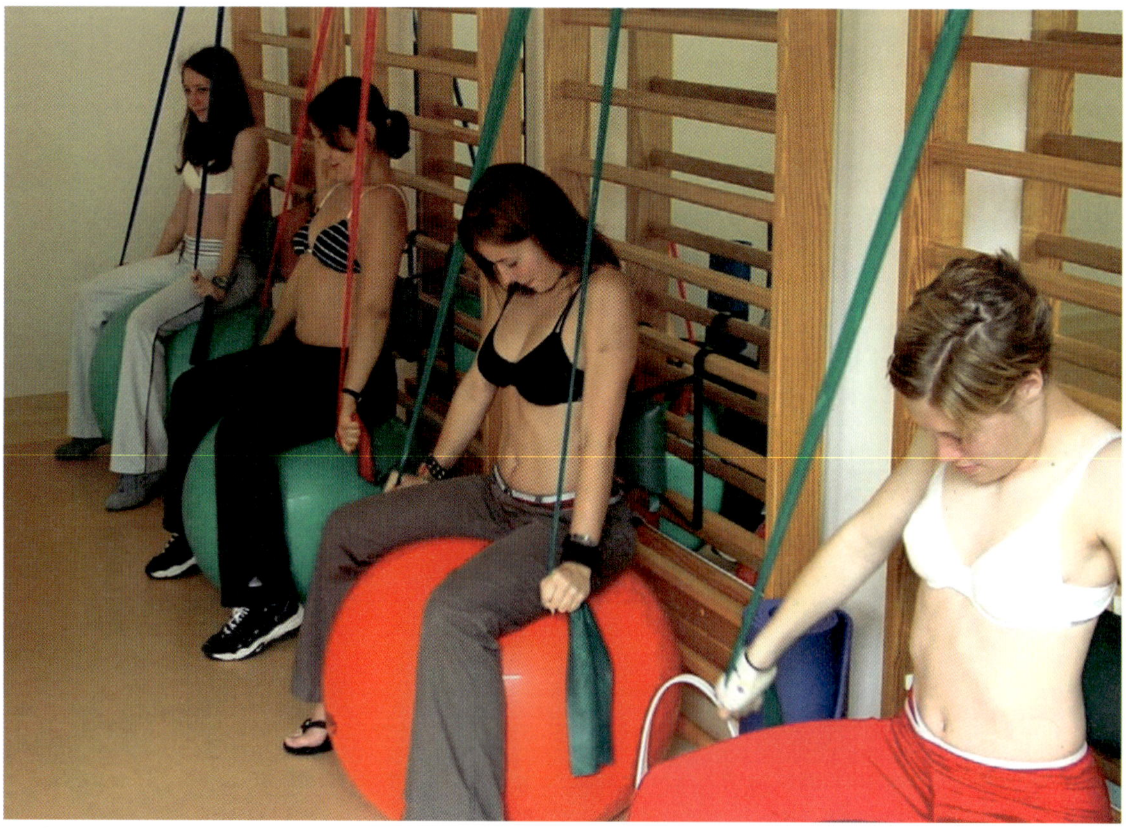

그림 22 Physio-logic™ 가동운동을 함께하는 환자들의 모습. 이 운동은 요추 재전만과 흉추 후만을 목적으로 한다. 척추측만증에서는 흉추가 편평하고 요추가 전만이 되어 있지 않아 보다 복잡한 3차원적 교정운동을 하기 전에 이런 운동을 해 주는 것이 좋다.

물리치료사의 역할은 교사에서 감독자로 바뀌어 환자가 능동적인 역할을 취하고 경험적 학습을 통해 스스로 자신에 맞는 치료 프로토콜을 개발하도록 환자의 능력을 발전시켜나가게 하는 촉매로서의 역할을 한다.

몇몇 재활센터에서는 '*척추측만증 통합재활치료(ISR, Integrated Scoliosis Rehabilitation)*'라고 하는 새로운 개념을 최근 적용하고 있다.[6] '*통합(integrated)*'은 모든 분야의 전문가들이 '하나가 되는' 협동 작업을 설명하는 말이다. 의사와 물리치료사, 심리학자가 서로의 업무 내에서 통합되어 진단과 치료 시 동시에 관여한다.

이 개념은 척추측만증이 중대한 문제인 환자에게 한정된다는 한계가 있다. 신경근 척추측만증 환자와 학습능력이 상당히 떨어진 환자는 이 치료를 받을 수 없다. 그러나 척추측만증 환자의 대다수인 특발성 척추측만증 환자(80~90%)는 수월하게 척추측만증 통합재활치료(ISR)를 받을 가능성이 있다.

앞서 보았듯이, 원래의 척추측만증 집중재활치료(SIR)는 치료시간을 3~4주로 줄였을 때 더 이상 효과가 없다고 간주될 수 있다.[19] 이 치료를 받는 환자의 수술 발생률[17]은 통원치료를 받는 환자의 수술 발생률과 비슷하다.[18] 이는 "최선의" 치료방법에 대해 이 책의 이전 판에서 이미 설명했던 대로 시간 효율과 경험적 학습을 포함한 새로운 교수법(ISR)을 고려해 봤을 때, 집중통원치료가 더 적합할 것으로 여겨진다는 걸 의미한다. 그러므로, 척추측만증 집중재활치료(SIR)와 같은 입원치료는 오늘날 진부하다는 평가를 받고 있다. 실제로, 미국, 영국, 독일, 우크라이나, 본원이 있는 독일에서 척추측만증 통합재활치료(ISR)의 '경험적 학습' 접근방법을 기초로 한 3~5일의 집중치료를 하고 있다.

참고문헌

1. WEISS H.R.: Skolioserehabilitation. Qualitätssicherung und Management. Stuttgart Thieme, 2000.

2. LEHNERT-SCHROTH C.: Dreidimensionale Skoliosebehandlung. 6th. edition. Stuttgart: Urban & Schwarzer, 2000.

3. WEISS H.R.: [Characteristics of physical therapy of scoliosis patients in adulthood] *Rehabilitation* 31: 38-42, 1992.

4. WEISS HR, MAIER-HENNES A: Specific exercises in the treatment of scoliosis--differential indication. Stud Health Technol Inform. 2008;135:173-9

5. WEISS H.R, KLEIN R: Improving Excellence in Scoliosis Rehabilitation – A Controlled Study of Matched Pairs. *Pediatric Rehabilitation*, 9 (3): 190-200, 2006.

6. WEISS, H.R., HOLLAENDER, M, KLEIN, R: ADL based rehabilitation - the key to an improvement of time efficiency? *Stud Health Technol Inform* 123: 594-598, 2006.

7. WEISS, H.R., WEISS, G. and PETERMANN, F.: Incidence of curvature progression in idiopathic scoliosis patients treated with scoliosis in-patient rehabilitation (SIR): an age- and sex-matched controlled study. *Pediatric Rehabilitation* 6: 23-30, 2003.

8. WEISS H.R.: Influence of an in-patient exercise program on scoliotic curve. *Ital J Orthop Traumatol.* 18: 395-406, 1992.

9. WEISS H.R.: The effect of an exercise program on vital capacity and rib mobility in patients with idiopathic scoliosis. *Spine* 16: 88-93, 1991.

10. WEISS, H.R., BICKERT, W.: Veränderungen elektrokardiographisch objektivierbarer Parameter der Rechtsherzbelastung erwachsener Skoliosepatienten durch das stationäre Rehabilitationsprogramm nach Schroth. *Orthop Praxis* 32 1996: 450-453, 1996.

11. WEISS, H.R.: Imbalance of electromyographic activity and physical rehabilitation of patients with idiopathic scoliosis. *European Spine Journal* 1:240-243, 1993.

12. WEISS, H.R.: Scoliosis-Related Pain in Adults – Treatment Influences. *European Journal of Physical Medicine and Rehabilitation* 3: 91-94, 1993.

13. WEISS, H.R., VERRES, C., LOHSCHMIDT, K., EL OBEIDI, N.: Schmerz und Skoliose – Besteht ein Zusammenhang? *Orthop Prax* 9: 602-606, 1998.

14. WEISS, H.R. Rehabilitation of scoliosis patients with pain after surgery. Stud Health Technol Inform. 88: 250-3, 2002.

15. WEISS, H.R., CHERDRON, J.: Befindlichkeitsänderungen bei Skoliosepatienten in der stationären krankengymnastischen Rehabilitation. *Orthop Praxis,* 28: 87-90, 1992.

16. WEISS, H.R., CHERDRON, J.: Einflüsse des Schrothschen Rehabilitationsprogammes auf Selbstkonzepte von Skoliose-PatientInnen. *Rehabilitation* 33: 31-43, 1994.

17. WEISS, H.R., WEISS, G. SCHAAR, H.J.: Incidence of surgery in conservatively treated patients with scoliosis. *Pediatric Rehabilitation* 6: 111-8, 2003.

18. RIGO, M., REITER, CH., WEISS, H.R.: Effect of conservative management on the prevalence of surgery in patients with adolescent idiopathic scoliosis. *Pediatric Rehabilitation* 6: 209-214, 2003.

19. WEISS HR, KOZIKOGLU LM, GOODALL D: A systematic Pub Med review on in-patient rehabilitation. Proceedings of the 5th World congress of the International Society of Physical and Rehabilitation Medicine, Istanbul, Turkey, 13 – 17 June 2009, Edizioni Minerva Medica

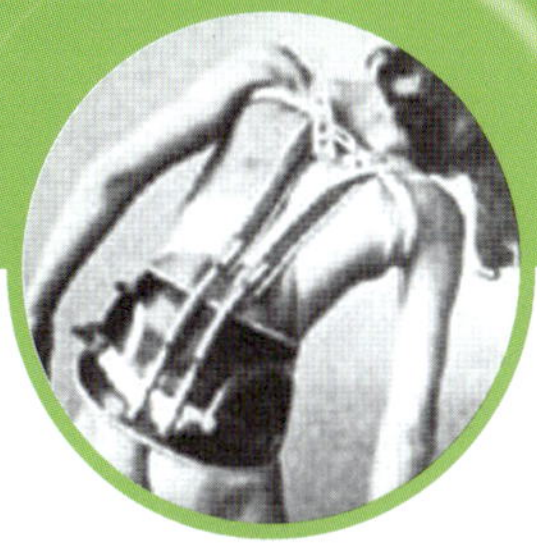

Chapter 6

보조기 치료

오늘날에는 생체역학적으로 오해의 소지가 있는 보조기 사용에 대한 개념이 지나치게 많으며, 보조기와 보조기에 관하여 환자가 말하는 이야기도 너무 많지만, 한편으로, 실수가 생길 가능성도 상당히 크다(그림 23). 그러므로, 본 장의 목표는 보조기 구성(brace construction)에 대한 지침을 마련하고, 독자들이 일상생활에 기본적인 생체역학적 지식을 점차 통합할 수 있도록 그에 대한 견해를 제시하는 데 있다. 이 분야의 소위 '전문가'로서 우리의 중책을 생각해본다면, 이 지식은 무엇보다도 중요하다.

사춘기 성장가속기에 잘 맞지 않는 보조기를 착용한 환자는 보조기를 양심적으로 하루 23시간 동안 착용했다 하더라도 치료가 성공적으로 이루어지지 않을 것이다. 이런 경우에는 아무것도 하지 않는 게 더 낫다. 성장기에 딱딱한 장치를 수년 동안 착용하고 있으면 삶의 질이 떨어진다는 점은 현재 최선의 표준을 적용하여 가능한 최선의 결과를 보았을 때에만 알 수 있다(그림 24).

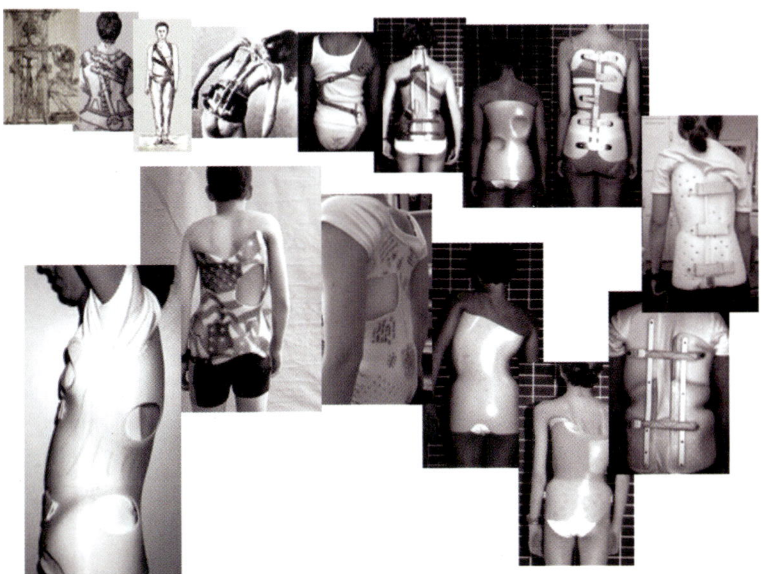

그림 23 오늘날 사용하고 있는 많은 보조기들은 수백 년 전에 사용하던 보조기와 크게 다르지 않다.
최근 표준에서는 흉추 재후만(좌측 하단)을 목표로 해서 교정하지만, 여전히 대부분의 보조기에서는 요추 재전만을 고려하지 않는다.

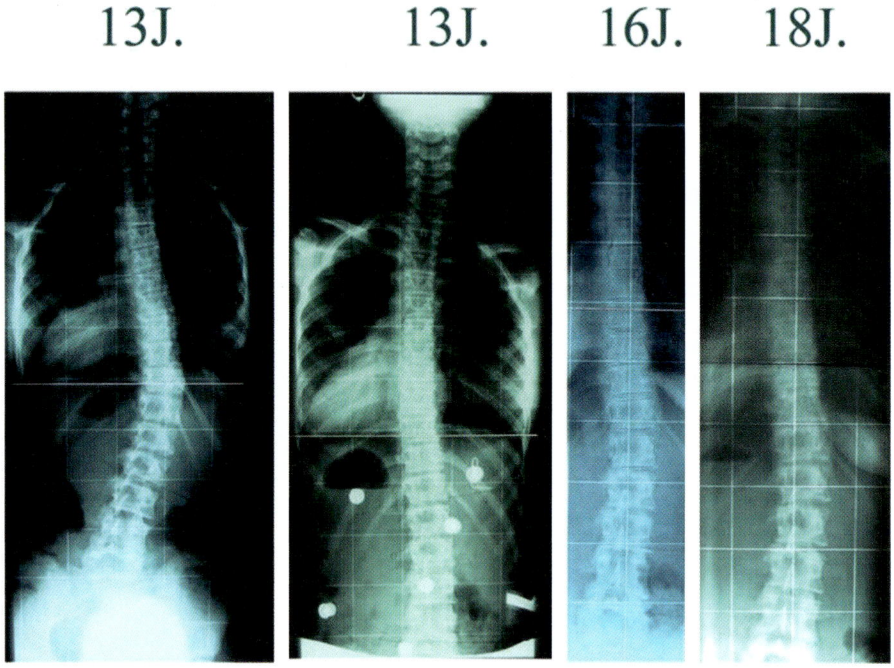

그림 24 좌측: 37° 의 만곡이 있으며 초경 후 1달이 지난 13세 소녀의 X선 사진. 보조기에서 −16° 로 과잉교정(중앙 좌측 사진).
보조기를 착용하지 않은 사진. 14° (중앙 우측 사진) 보조기를 착용하던 시기와 16° 보조기를 착용한 후 2년(우측 사진)이 지났을 때의 모습. 더 이상 치료 받을 필요 없음.

보조기 분야에서는 특이성을 향상시키고[1] 제대로 시상면 재배열을 이루어지도록 하는 데 목표를 두고 개발이 진행되고 있다.[2]

보조기 치료의 효과에 의문의 여지가 있지만[3] 보조기 치료를 통해 만곡 진행이 멈추고,[4~9] 수술 발생률이 줄며,[10~12] 심미적으로도 보기 좋다[13~15]는 증거가 있다. 환자의 심미적 외양은 가장 중요한 문제로, 현재까지 가능한 최선의 교정원리를 포함하여 진보된 교정기술을 이용하여 해결할 수 있거나 최소한 문제를 축소할 수 있다.[13] 만곡 유형에 맞게 보조기를 사용하는 것이 바람직하며, 리고(Rigo)[1]는 15가지 만곡 유형에 대한 새로운 분류법을 시행했다.

이러한 만곡 유형 모두 3차원적 교정원리가 각각 다르지만, 5가지 주요 유형을 확인했으므로 여기에서 교정치료를 시작할 수 있다.

주요 유형을 토대로, ScoliOlogiC® 체뉴 경량 보조기와 같은 구조 키트(construction kit)로 만든 보조기 외에 컴퓨터로 설계한 보조기(CAD)의 주문형 석고틀 기술에 이용할 수 있는 교정기 구조(brace construction)를 만드는 지침을 만들었다.

척추측만증 치료 시 임상적 평가와 교정 보조기 조정에 관한 지침(I/2010)

척추측만증 보조기의 치료 결과는 주로 일차적인 교정효과와 보조기 착용시간에 따라 달라진다.[4~8, 16, 17]

그러나, 최근 지식에 따르면, 심미적으로 균형 잡힌 모습을 갖추는 데 크게 기여하는 것은 교정기 구조의 정확성(exactness)이다.[13~15] 그러므로, 교정 보조기를 임상적으로 평가할 때에 구조의 정확성 또한 평가하는 것이 마땅하다. 이를 위해, 리고 분류에서 확인할 수 있으며 체뉴 경량 보조기®와 오늘날 이용 가능한 다른 CAD/CAM 응용 프로그램(Regnier, Gensingen brace®)으로 구현할 수 있는 근본적인 교정요소를 토대로 지침을 마련했다.[1]

평가의 정성적인 기반은 콥의 방법에 따라 X선 추적검사상에서 측정한 교정효과이다. 방사선으로 측정할 수 있는 치료의 질을 평가할 때에 2004년 바르셀로나에서 열린 제1회 척추측만증 보존적 치료에 관한 국제학회에서 제시된 척도를 평가 기준으로 참고해야 한다:[18]

보조기 착용시 교정효과 > 50%	– 매우 양호
보조기 착용시 교정효과 30~49%	– 양호
보조기 착용시 교정효과 20~29%	– 보통
보조기 착용시 교정효과 < 20%	– 불량(충분하지 않음)

카스트로(Castro) 등[16]은 20% 미만의 교정효과로는 만곡 진행을 멈출 수 없음을 입증했다. 20%의 교정효과를 볼 수 없다면, (1) 교정원리가 잘못되었거나, (2) 만곡이 너무 강직해서 즉각적으로 원하는 교정효과를 보지 못하는 경우일 것이다.

보조기 착용 후에 만곡이 40% 이상 교정될 가능성에 대한 증거가 있다.[4, 5, 6, 7, 17] 그러므로, 환자가 겪는 심미적인 결함을 최대한 교정할 뿐만 아니라 만곡도 최대한 교정할 수 있는 보조기 구조 원리를 설명하는 것이 합당하다.[15]

교정원리를 분석하게 되면 환자에게 볼 수 있는 가장 중요한 편위에 관하여 견갑대(shoulder gridle) 외에도 골반대(pelvic gridle), 몸통의 요추부, 흉추부 등 척추측만증이 있는 부위에 필요한 일차적 교정에 초점을 맞추게 된다.[19, 20] 그 외에, 임상적으로 보여지는 몸통의 균형 또한 중요하다.

보조기의 균형

C7이 엉치뼈 중앙에서 약간 벗어난 경우에는 보조기의 교정력으로 균형 잡힌 모습을 만들 수 있다.

방사선학적 및 임상적 보상상실(decompensation)이 있다면, 보조기가 가하는 교정력은 그림 10에서 보는 바와 같이 반대방향으로 과도하게 보상(과잉교정)되어야 한다. 만곡이 큰 경우에는 대칭 보조기로 충분히 교정하지 못한다(그림 25).

골반 교정

L5가 종적으로 기울어지지 않고 엉치뼈 중앙에 위치한다면〔"일직선으로 시작(straight take off)": 중립골반이 있는 레너트-슈로스 기능적 3-만곡 유형〕, 보조기에서 골반은 중립 위치에 와야 한다.

흉추의 오목한 만곡에서 엉덩이가 두드러져 있다면〔레너트-슈로스 기능적 3-만곡 엉덩이 그룹(hip group)〕, 엉덩이는 흉추의 볼록한 부분쪽으로 밀어 넣어야 한다.

요추 끝이 "사선으로 시작(oblique take off)"[20]해서 전액면에서 디스크 공간 L4/L5에 쐐기화(wedging)가 되어 있지 않은 요추 만곡이 나타난다면, 흉추의 볼록한 부분으로 기울어진 골반을 생각해봐야 한다.

요추 끝이 "사선으로 시작"하고 L4/L5에 쐐기화가 되어 있는 경우에는 흉추의 볼록한 부위를 오목한 부위로 만들도록 골반에서 측방이동이 이루어져야 한다.

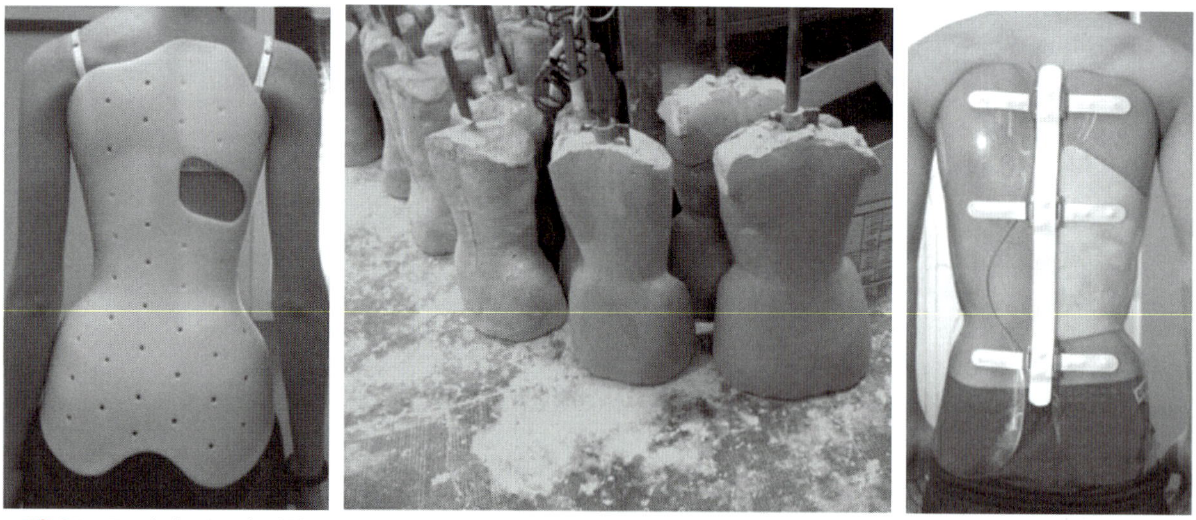

그림 25 두 가지 종류의 대칭 보조기. 가운데 사진은 원하는 대로 교정이 이루어진 후의 대칭양각 석고모형을 보여주고 있다. 작은 만곡의 경우에는 "중앙선"에 맞추는 교정만으로도 충분하지만, 만곡이 30°를 넘는 경우에는 교정효과가 충분히 나타나지 않을 것이다.[16] 팽창 부위가 부족한 보조기는 사용하는 패드로 인해 보조기의 전체 부피가 줄어들어 교정될 가능성이 크게 감소하므로 각도가 큰 만곡에 쓸 수 없다.

요추 압력대(lumbar pressure zone)

L3가 흉추의 오목한 만곡으로 기울어져 있고(또는 만곡이 더 심한 경우) 엉치뼈에서 L5가 "일직선으로 시작"하는 경우에는, 이차 요추 만곡이 커질 때에 늘어날 수 있도록 삼각형 패드의 형태로 생긴 지지 부위(support zone)를 계획해야 한다(리고 non 3 non 4).

L4가 흉추의 오목한 만곡(킹 유형 IV에 해당) 쪽으로 기울어졌다면, 요추 압력대 즉, 요추 패드가 필요하지 않다.

L2까지의 만곡 첨부(curvature apex)의 경우, 삼각형 패드가 달린 요추 압력대를 쓸 때에는 11번째 늑골을 제외시켜야 한다(흉추 패드의 효과와 흉추 편위를 증가시키는 힘이 작용할 위험을 차단).

흉요추 만곡 첨부가 T12/L1에 있는 경우, 특히 요추 만곡의 보상상실이 오목한 만곡 쪽으로 이루어졌다면, 늑골 10번과 11번을 포함하도록 확장된 요추 패드를 쓴다(늑골 11번만을 포함시키면 통증을 유발할 수도 있다).

요추 압력대

단일 요추 만곡 유형이 있는 경우에는 흉추 대상 만곡(compensatory curve)의 볼록한 부위의 앞에 있는 최소한 제4지점(point 4)(체뉴에 의하면)과 배쪽의 공간은 "짧은 보조기(short brace)" 구조 유형에서도 전면 늑골궁 부위에 통합되어야 한다.

주요 경흉추 또는 요추 후만곡(lumbar counter curve)이 없는 진흉추 만곡(true thoracic curve)의 경우, 흉추 압력패드의 방향이 전액부(frontal plane)에 대해 40°가 되도록 놓아야 하며, 제4지점(체뉴)에서 배쪽 패드(ventral pad)는 주 전액면에 놓거나 미두측 상에서 3 cm가 넘지 않게 약간 전측방으로 패드를 놓아야 한다.

다중 만곡의 경우(이중 주만곡 또는 이중 흉추측만증 유형을 보이나, 분명한 요추 후만곡이 있음), 전액면에서 50~60°의 각도가 되도록 흉추 패드를 놓고, 제4지점(체뉴)에서 배쪽 패드는 주 전액면에 놓거나 미두측(caudocranial) 상에서 3 cm가 넘지 않게 약간 전측방으로 패드를 놓아야 한다.

그러나, 늑골 돌출(ribhump)이 편평해지도록 전액와선(anterior axillary line)은 보통 때에 압력을 받지 말아야 한다.

견갑대(shoulder girdle) 교정

경흉추 후만곡이 없는 흉추 만곡에서, 액와 패드(axillary pad)는 흉추에 탈회전력(derotational force)이 더욱 가해지도록 흉추의 오목한 부위를 열어(넓혀)주는 역할을 한다. 이런 이유로, 대부분의 사례에서 상부 늑골에 액와 압력(axillary pressure)을 가할 필요가 없다. 그러나, 이 액와 패드는 흉추의 오목한 만곡에 있는 팔이 지렛대처럼 움직이지 못하도록 아주 가까이에 위치해야 한다〔팔의 신경다발과 혈관다발이 있는 곳에 변압력(edge pressure)이 주어지게 되면 감각이상(paresthesia) 또는 정맥울혈(phlebostasis)을 초래할 가능성이 있다〕. 흉추 만곡 첨부가 T7까지 있는 경우에는 배쪽에서 지지를 받지 않고 견갑골이 흉추 패드가 있는 등쪽으로 기울어질 수 있을 정도로 흉추 패드를 등 쪽에서 잘라야 한다〔흉추 만곡 첨부가 T7 위에 있는 경우에는, 첨부 척추(apical vertebra)의 위치(level)를 고려해야 한다. 그렇기 때문에 흉추 패드에 의해 견갑골을 앞쪽으로 밀어 회복시키는 데 흉추의 볼록한 만곡에 오훼(coracoidal) 패드를 써야 할 수도 있다.〕.

이중 흉추 만곡(T1이 흉추의 볼록한 쪽으로 기울어짐, 킹 유형 V)의 경우, 교정상태(orthopty)를 유지하면서도 경흉추 만곡이 반능동 교정(half active straightening)이 되도록 흉추의 볼록한 만곡 쪽으로 견갑골이 과잉교정이 되도록 흉추의 오목한 만곡의 액와부에 압력 패드가 있는 측면 압력대가 위치해야 한다. 액와 패드 위에 작은 대상(compensation)이 생기도록 최대 액와고(axillary height)에서 2 cm 밑에 액와 패드가 오도록 패드를 자른다.

각 몸통 분절의 어긋난 배열상태를 통해 척추측만증 치료에서 다루어야 할 기본 만곡 유형에 교정력을 가하는 방법을 알 수 있다. 기본 만곡 유형은 척추측만증 보조기 치료에서 "주요 유형"으로 볼 수 있다. 이들 주요 유형은 일상적인 연습에서 나타나는 가장 일반적인 형태의 척추측만증을 다루도록 위에서 열거한 분석 소견의 합이라고 볼 수 있다.[1]

리고 T1(킹 III, non 3 non 4 보조기, 대칭 골반)

균형: C7은 약간 일탈이 되어 있긴 하지만 엉치뼈의 중앙에 오므로, 보조기의 교정력으로 C7이 중앙에 오도록 해야 한다. 흉추의 볼록한 만곡 쪽으로 견갑대를 약간 대상과잉(과잉교정)하는 것을 볼 수 있어야 한다(그림 26).

골반 교정: L5가 수평방향으로 기울어져 있지 않고, 엉치뼈 중앙에 위치한다면, 〔"일직선으로 시작(straight take off)", 중립골반이 있는 레너트-슈로스 기능적 3-만곡 유형〕, 보조기에서 골반은 중립 위치로 와야 한다.

요추 교정: 흉추의 오목한 만곡 쪽으로 L3(또는 그 보다 위에 있는)가 기울어져 있는 상태에서 엉치뼈에 L5가 "일직선으로 시작"하는 경우, 이차 요추만곡이 커질 때에 늘어날 수 있도록 삼각형 패드의 형태로 생긴 지지 부위(support zone)를 계획해야 한다(리고 non 3 non 4).

흉추 교정: 주요 경흉추 또는 요추 후만곡(lumbar counter curve)이 없는 진흉추 만곡

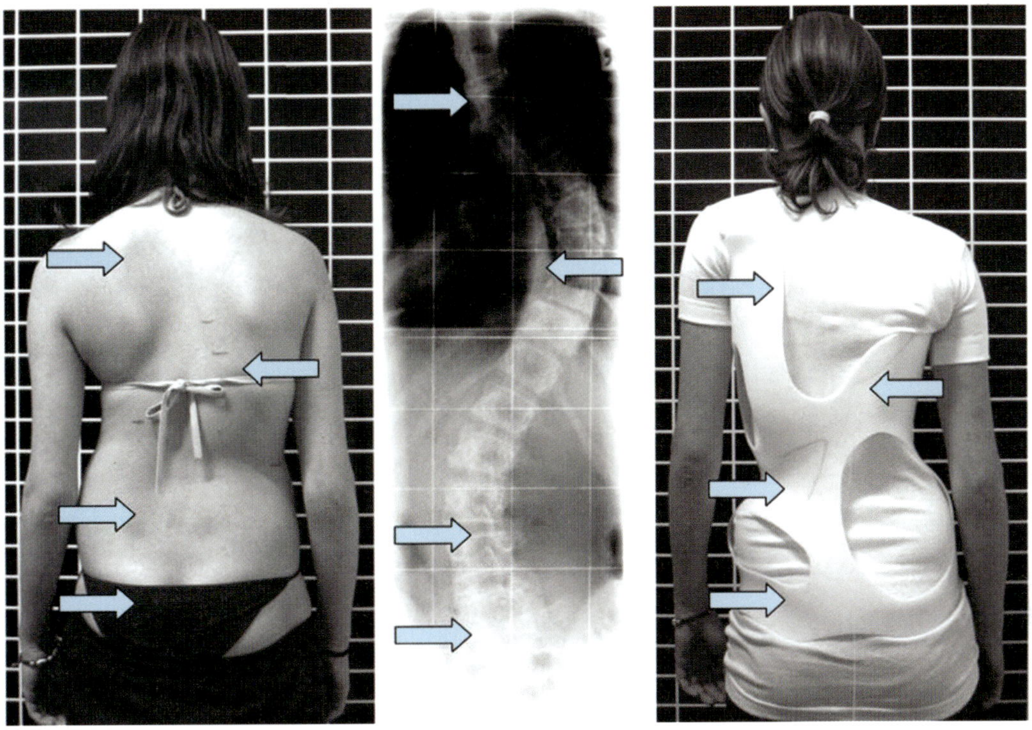

그림 26 리고 유형 T1. C7은 엉치뼈의 중앙에 위치한다.
화살표는 배쪽을 향하는 탈회전력과 횡력(lateral force)을 가리킨다.

(true thoracic curve)의 경우, 흉추 압력패드의 방향이 전액부(frontal plane)에 대해 40° 가 되도록 놓아야 하며, 제4지점(체뉴)에서 배쪽 패드(ventral pad)는 주 전액면에 놓거나 미두측 상에서 3 cm가 넘지 않게 약간 전측방으로 패드를 놓아야 한다.

액와 교정: 경흉추 후만곡이 없는 흉추 만곡에서, 액와 패드(axillary pad)는 흉추에 탈회전력(derotational force)이 더욱 가해지도록 흉추의 오목한 부위를 열어(넓혀)주는 역할을 한다. 이런 이유로, 대부분의 사례에서 상부 늑골에 액와 압력(axillary pressure)을 가할 필요가 없다. 그러나, 이 액와 패드는 흉추의 오목한 만곡에 있는 팔이 지렛대처럼 움직이지 못하도록 아주 가까이에 위치해야 한다〔팔의 신경다발과 혈관다발이 있는 곳에 변압력(edge pressure)이 주어지게 되면 감각이상(paresthesia) 또는 정맥울혈(phlebostasis)을 초래할 가능성이 있다〕. 흉추 만곡 첨부가 T7까지 있는 경우에는 배쪽에서 지지를 받지 않고 견갑골이 흉추 패드가 있는 등쪽으로 기울어질 수 있을 정도로 흉추 패드를 등 쪽에서 잘라야 한다〔흉추 만곡 첨부가 T7 위에 있는 경우에는, 첨부 척추(apical vertebra)의 위치(level)를 고려해야 한다. 그렇기 때문에 흉추 패드에 의해 견갑골을 앞쪽으로 밀어 회복시키는 데 흉추의 볼록한 만곡에 오훼(coracoidal) 패드를 써야 할 수도 있다.〕.

〔첫 번째 주요 유형으로 여기에서 기술한 리고 T1 유형은 저자들의 경험에 의하면 균형이 잡혔다 하더라도 균형이 잡히지 않은 보조기(unbalanced brace)로 치료를 할 수도 있다. 효율성을 이유로 요추 후만곡에 따라 대부분의 T1 유형은 T2와 함께 보강하며, 아주 드물게 T6 보조기로 지지한다.〕

리고 T6(킹 III, non 3 non 4 보조기, 비대칭 골반)

균형: 방사선학적 및 임상적 보상상실(decompensation)이 있어, 보조기가 가하는 교정력은 그림 반대방향으로 과도하게 보상(과잉교정)되어야 한다(그림 27).

골반 교정: 요추 끝이 "사선으로 시작(oblique take off)"해서 전액면에서 디스크 공간 L4/L5에 쐐기화(wedging)가 되어 있지 않은 요추 만곡이 나타난다면, 흉추의 볼록한 부분으로 기울어진 골반을 생각해봐야 한다.

요추 교정: L2까지의 만곡 첨부(curvature apex)의 경우, 삼각형 패드가 달린 요추 압력대

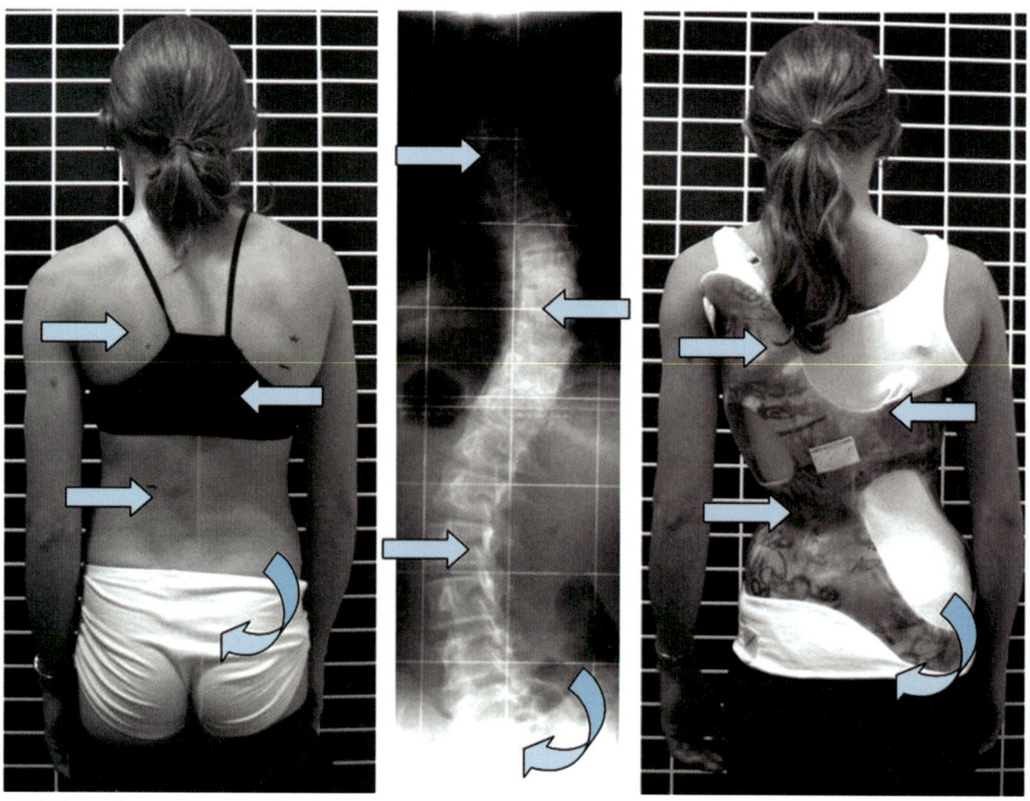

그림 27 리고 유형 T6. 우측 방향으로 약간의 보상상실(decompensation)이 보인다. 보조기 착용 상태에서 골반은 우측으로 기울어지고 환자는 좌측 방향으로 이를 보상받는다.
화살표는 배쪽을 향하는 탈회전력과 횡력(lateral force)을 가리킨다.

를 쓸 때에는 11번째 늑골을 제외시켜야 한다(흉추 패드의 효과와 흉추 편위를 증가시키는 힘이 작용할 위험을 차단).

흉추 교정: 다중 만곡의 경우(이중 주만곡 또는 이중 흉추측만증 유형을 보이나, 분명한 요추 후만곡이 있음), 전액면에서 50~60°의 각도가 되도록 흉추 패드를 놓고, 제4지점(체뉴)에서 배쪽 패드는 주 전액면에 놓거나 미두측(caudocranial) 상에서 3 cm가 넘지 않게 약간 전측방으로 패드를 놓아야 한다.

액와 교정: 경흉추 후만곡이 없는 흉추 만곡에서, 액와 패드(axillary pad)는 흉추에 탈회전력(derotational force)이 더욱 가해지도록 흉추의 오목한 부위를 열어(넓혀)주는 역할을 한다. 이런 이유로, 대부분의 사례에서 상부 늑골에 액와 압력(axillary pressure)을 가할 필요가 없다. 그러나, 이 액와 패드는 흉추의 오목한 만곡에 있는 팔이 지렛대처럼 움직이지 못하도록 아주 가까이에 위치해야 한다〔팔의 신경다발과 혈관다발이 있는 곳에 변압력(edge pressure)이 주어지게 되면 감각이상(paresthesia) 또는 정맥울혈(phlebostasis)을 초래할 가능성이 있다〕. 흉추 만곡 첨부가 T7까지 있는 경우에는 배쪽에서 지지를 받지 않고 견갑골이 흉추 패드가 있는 등쪽으로 기울어질 수 있을 정도로 흉추 패드를 등 쪽에서 잘라야 한다〔흉추 만곡 첨부가 T7 위에 있는 경우에는, 첨부 척추(apical vertebra)의 위치(level)를 고려해야 한다. 그렇기 때문에 흉추 패드에 의해 견갑골을 앞쪽으로 밀어 회복시키는 데 흉추의 볼록한 만곡에 오훼(coracoidal) 패드를 써야 할 수도 있다.〕.

리고 DM(킹 II에 따른 4B 이중주 만곡)

균형: C7은 약간 일탈이 되어 있긴 하지만 엉치뼈의 중앙에 오므로, 보조기의 교정력으로 C7이 중앙에 오도록 해야 한다. 흉추의 볼록한 만곡 쪽으로 견갑대를 약간 대상과잉(과잉교정)하는 것을 볼 수 있어야 한다(그림 28).

골반 교정: 요추 끝이 "사선으로 시작"하고 L4/L5에 쐐기화가 되어 있는 경우에는 흉추의 볼록한 부위를 오목한 부위로 만들도록 골반에서 측방이동이 이루어져야 한다.

요추 교정: L2까지의 만곡 첨부(curvature apex)의 경우, 삼각형 패드가 달린 요추 압력대를 쓸 때에는 11번째 늑골을 제외시켜야 한다(흉추 패드의 효과와 흉추 편위를 증가시키는 힘이 작용할 위험을 차단).

흉추 교정: 다중 만곡의 경우(이중 주만곡 또는 이중 흉추측만증 유형을 보이나, 분명한 요

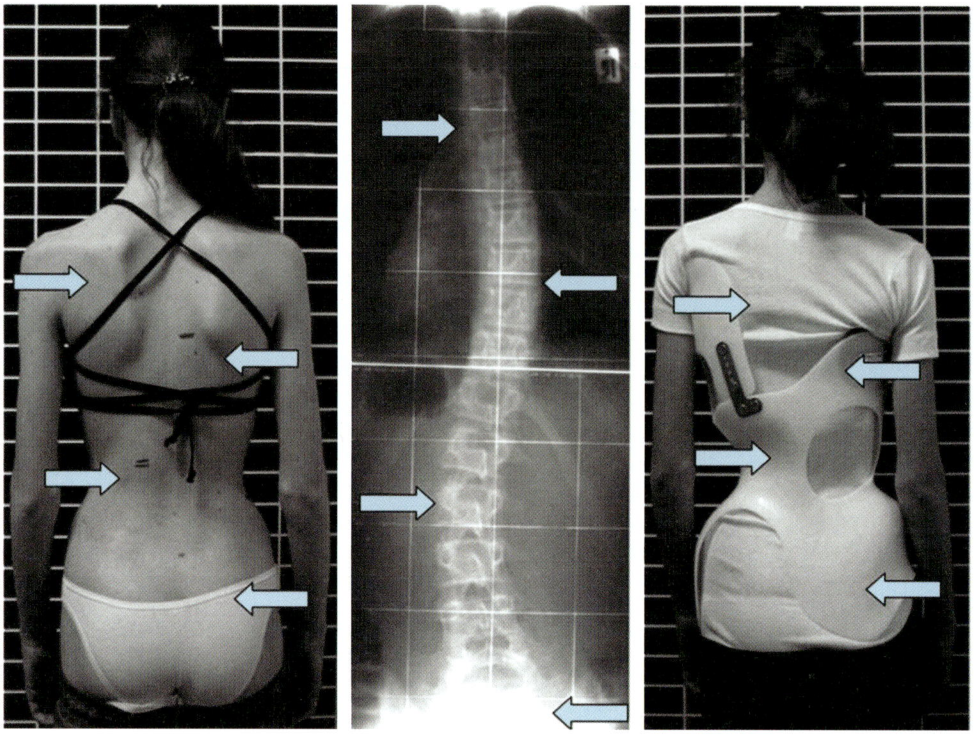

그림 28 리고 유형 DM. C7은 엉치뼈의 중앙에 있는 것처럼 보인다. 화살표는 배쪽을 향하는 탈회전력과 횡력(lateral force)을 가리킨다. 보조기는 균형이 잡힌 것처럼 보인다.

추 후만곡이 있음), 전액면에서 50~60°의 각도가 되도록 흉추 패드를 놓고, 제4지점(체뉴)에서 배쪽 패드는 주 전액면에 놓거나 미두측(caudocranial) 상에서 3 cm가 넘지 않게 약간 전측방으로 패드를 놓아야 한다.

액와 교정: 경흉추 후만곡이 없는 흉추 만곡에서, 액와 패드(axillary pad)는 흉추에 탈회전력(derotational force)이 더욱 가해지도록 흉추의 오목한 부위를 열어(넓혀)주는 역할을 한다. 이런 이유로, 대부분의 사례에서 상부 늑골에 액와 압력(axillary pressure)을 가할 필요가 없다. 그러나, 이 액와 패드는 흉추의 오목한 만곡에 있는 팔이 지렛대처럼 움직이지 못하도록 아주 가까이에 위치해야 한다〔팔의 신경다발과 혈관다발이 있는 곳에 변압력(edge pressure)이 주어지게 되면 감각이상(paresthesia) 또는 정맥울혈(phlebostasis)을 초래할 가능성이 있다〕. 흉추 만곡 첨부가 T7까지 있는 경우에는 배쪽에서 지지를 받지 않고 견갑골이 흉추 패드가 있는 등쪽으로 기울어질 수 있을 정도로 흉추 패드를 등 쪽에서 잘라야 한다〔흉추 만곡 첨부가 T7 위에 있는 경우에는, 첨부 척추(apical vertebra)의 위치(level)를 고려해야 한다. 그렇기 때문에 흉추 패드에 의해 견갑골을 앞쪽으로 밀어 회복시키는 데 흉추의 볼록한 만곡에 오훼(coracoidal) 패드를 써야 할 수도 있다.〕.

리고 T2(흉추의 볼록한 만곡에 보상상실이 있는 3 만곡 척추측만증, 킹 IV)

균형: 방사선학적 및 임상적 보상상실(decompensation)이 있다면, 보조기가 가하는 교정력은 반대방향으로 과도하게 보상(과잉교정)되어야 한다. 이 때, 반대방향은 흉추의 오목한 만곡 방향을 뜻한다(그림 29).

골반 교정: 흉추의 오목한 만곡에서 엉덩이가 두드러져 있다면〔레너트-슈로스 기능적 3-만곡 엉덩이 그룹(hip group)〕, 엉덩이는 흉추의 볼록한 부분쪽으로 밀어 넣어야 한다.

요추 교정: L4가 흉추의 오목한 만곡(킹 유형 IV에 해당) 쪽으로 기울어졌다면, 요추 압력대 즉, 요추 패드가 필요하지 않다. 소 후만곡(minor counter curve)이 있는 경우, 요추 골반이 흉추의 오목한 만곡을 지지하는 방향으로 압력을 가하도록 압력패드를 추가할 수 있다.

흉추 교정: 주요 경흉추 또는 요추 후만곡(lumbar counter curve)이 없는 진흉추 만곡(true thoracic curve)의 경우, 흉추 압력패드의 방향이 전액부(frontal plane)에 대해 40° 가 되도록 놓아야 하며, 제4지점(체뉴)에서 배쪽 패드(ventral pad)는 주 전액면에 놓거나 미두측 상에서 3 cm가 넘지 않게 약간 전측방으로 패드를 놓아야 한다

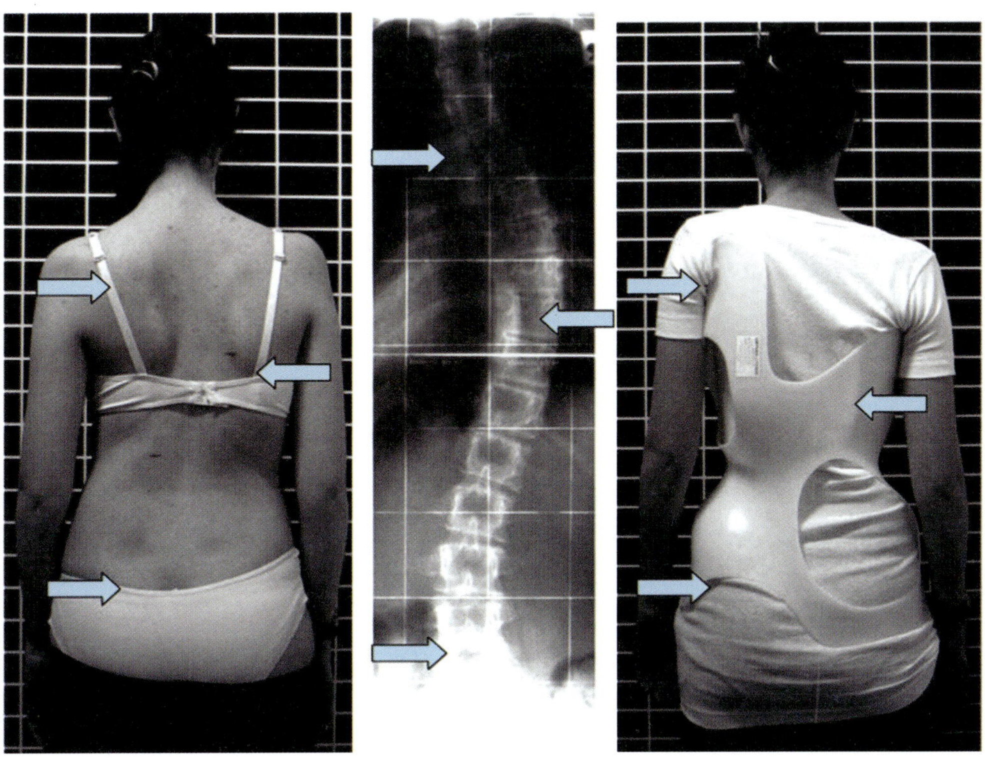

그림 29 우측으로 보상상실이 보인다. 보조기를 착용한 상태에서 환자는 좌측 방향으로 보상을 받는다. 화살표는 배쪽을 향하는 탈회전력과 횡력(lateral force)을 가리킨다.

액와 교정: 경흉추 후만곡이 없는 흉추 만곡에서, 액와 패드(axillary pad)는 흉추에 탈회전력(derotational force)이 더욱 가해지도록 흉추의 오목한 부위를 열어(넓혀)주는 역할을 한다. 이런 이유로, 대부분의 사례에서 상부 늑골에 액와 압력(axillary pressure)을 가할 필요가 없다. 그러나, 이 액와 패드는 흉추의 오목한 만곡에 있는 팔이 지렛대처럼 움직이지 못하도록 아주 가까이에 위치해야 한다〔팔의 신경다발과 혈관다발이 있는 곳에 변압력(edge pressure)이 주어지게 되면 감각이상(paresthesia) 또는 정맥울혈(phlebostasis)을 초래할 가능성이 있다〕. 흉추 만곡 첨부가 T7까지 있는 경우에는 배쪽에서 지지를 받지 않고 견갑골이 흉추 패드가 있는 등쪽으로 기울어질 수 있을 정도로 흉추 패드를 등 쪽에서 잘라야 한다〔흉추 만곡 첨부가 T7 위에 있는 경우에는, 첨부 척추(apical vertebra)의 위치(level)를 고려해야 한다. 그렇기 때문에 흉추 패드에 의해 견갑골을 앞쪽으로 밀어 회복시키는 데 흉추의 볼록한 만곡에 오훼(coracoidal) 패드를 써야 할 수도 있다.〕.

리고 L("짧은 보조기"를 사용하는 4 만곡 요추 주만곡)

균형: 요추의 볼록한 만곡 방향을 향해 방사선학적 및 임상적 보상상실(decompensation)이 있으므로 보조기는 그 반대 방향인 흉추의 볼록한 만곡 쪽으로 과도하게 보상(과잉교정)해야 한다.

골반 교정: 요추 끝이 "사선으로 시작"하고 L4/L5에 쐐기화가 되어 있는 경우에는 흉추의 볼록한 부위를 오목한 부위로 만들도록 골반에서 측방이동이 이루어져야 한다.

요추 교정: L2까지의 만곡 첨부(curvature apex)의 경우, 삼각형 패드가 달린 요추 압력대를 쓸 때에는 11번째 늑골을 제외시켜야 한다(흉추 패드의 효과와 흉추 편위를 증가시키는 힘이 작용할 위험을 차단).

흉추 교정: 단일 요추 만곡 유형이 있는 경우에는 흉추 대상 만곡(compensatory curve)의 볼록한 부위의 앞에 있는 최소한 제4지점(point 4)(체뉴에 의하면)과 배쪽의 공간은 "짧은 보조기(short brace)" 구조 유형에서도 전면 늑골궁 부위에 통합되어야 한다(그림 30).

주 흉추 만곡(I~IV)이 있는 모든 환자에게 구조적 경흉추 후만곡(structural cervicothoracic counter curve)**이 나타날 수 있다. 이런 경우, 액와 교정은 다음과 같이 해야 한다:**

이중 흉추 만곡(T1이 흉추의 볼록한 쪽으로 기울어짐, 킹 유형 V)의 경우, 교정상태(orthopty)를 유지하면서도 경흉추 만곡이 반능동 교정(half active straightening)이 되도록 흉추의 볼록한 만곡 쪽으로 견갑골이 과잉교정이 되도록 흉추의 오목한 만곡의 액와부에 압력 패드가 있는 측면 압력대가 위치해야 한다. 액와 패드 위에 작은 대상(compensation)이

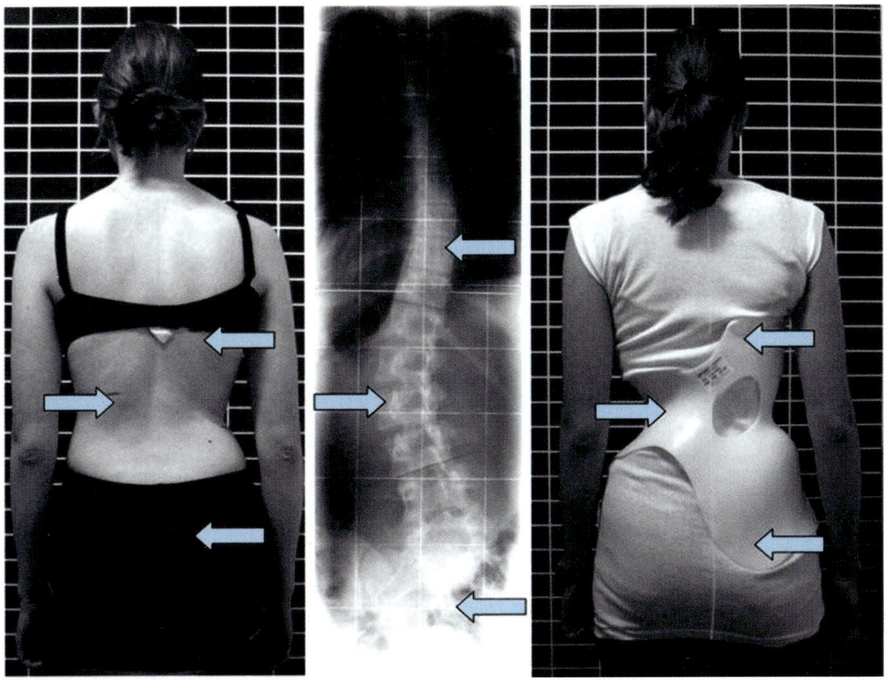

그림 30 리고 유형 L. 우측에서 짧은 보조기로 보상이 된 엉덩이 돌출부가 확실히 보인다. 견갑대는 균형이 잡혀 있다.
화살표는 배쪽을 향하는 탈회전력과 횡력(lateral force)을 가리킨다.

생기도록 최대 액와고(axillary height)에서 2 cm 밑에 액와 패드가 오도록 패드를 자른다.

구조적 요추 주만곡(II~V)이 있는 모든 만곡에는 요추 만곡 대신에 흉요추 만곡〔첨부(apex) T12/L1〕있다. 흉요추 교정은 다음과 같이 한다:

흉요추 만곡 첨부가 T12/L1에 있는 경우, 특히 요추 만곡의 보상상실이 오목한 만곡 쪽으로 이루어졌다면, 늑골 10번과 11번을 포함하도록 확장된 요추 패드를 쓴다(늑골 11번만을 포함시키면 통증을 유발할 수도 있다).

알다시피, 원하는 결과를 얻기 위해서는 보조기 교정이 결정적이므로 최대한의 보조기 교정효과와 최대한의 심미적 결과와 관련하여 최대한으로 좋은 결과를 예상할 수 있는 임상적 징후를 발견해야 한다. 그 대답은 다음과 같이 단순하다. 즉, 보조기로 기형을 반영하게 하여 그림 31과 그림 32에 나타난 기형의 증거를 찾을 수 있다.

스콜리오로직(ScoliOlogiC®) "체뉴 경량 보조기(Chêneau light brace)"

스콜리오로직 "체뉴 경량 보조기"는 CAD/CAM을 이용하여 제조한 체뉴 보조기의 실제 황금 표준의 개발 형태이다. 앞서 기술했던 지침과 동일한 원리를 적용했지만, 재료는 훨씬 줄였다(그림 33).

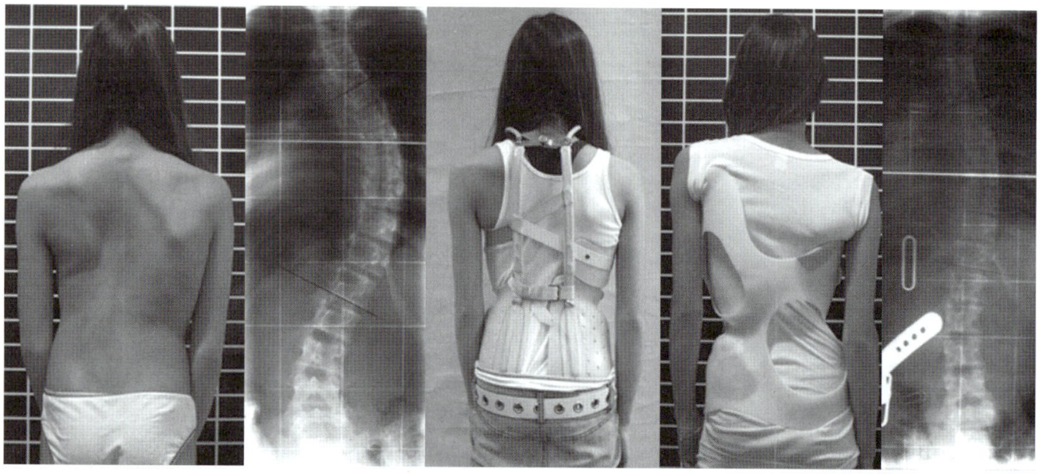

그림 31 보조기에서 보상상실의 징후 없이 56°에서 53°로 교정이 된 불충분한 밀워키 보조기. 우측은 리고-체뉴 보조기로 56°에서 26°로 교정이 된 사진. 이 보조기를 착용하여 환자는 수술을 받지 않아도 되었다.

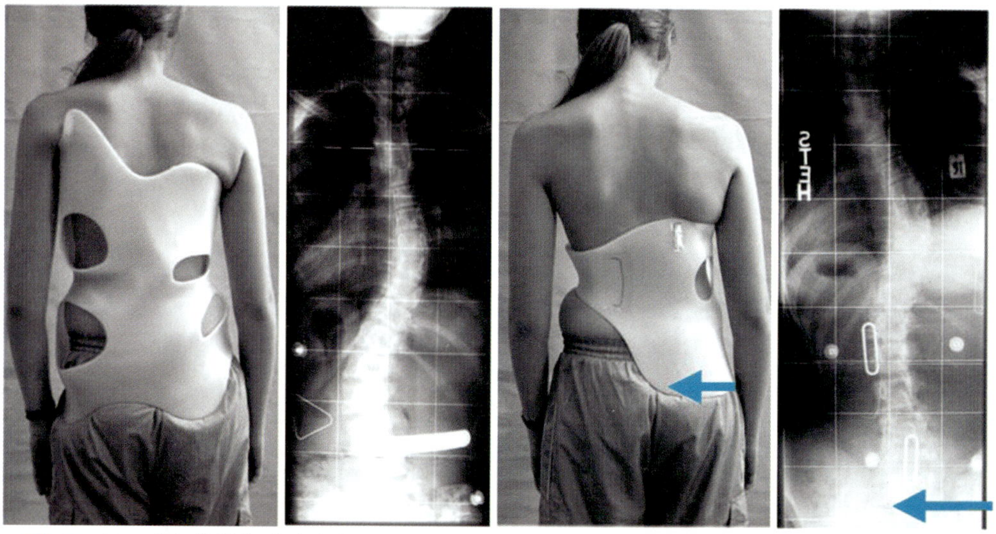

그림 32 보조기를 착용한 상태에서 X선을 찍었을 때 요추 만곡이 여전히 48°인 불충분한 체뉴 보조기. 우측은 짧은 보조기에 반영된 요추 기형과 이 만곡이 22°로 줄었음을 보여주는 사진.

리고 주요 유형의 경우, 필요한 압력 부위를 서로 다른 크기로 사전에 제작하여 환자가 방문한 날에 쉽게 조립할 수 있다. 청소년기 특발성 척추측만증(AIS) 환자의 약 80%에게 사전 제작한 보조기를 사용할 수 있으며, 다른 보조기와 마찬가지로 미세한 조정을 해주어야 한다.

스콜리오로직 "체뉴 경량 보조기"는 두 개의 금속 막대로 안정화가 되어 있기 때문에 체뉴 보조기의 큰 팽창 부위가 더 이상 필요하지 않으므로, 보조기의 작용을 그대로 유지하면서 환자가 보다 쉽게 보조기를 감출 수 있다(그림 34~36).

이에 반해, 여러 종류의 패드를 보다 정확하게, 따로따로 둘 수 있으므로 보조기를 착용하

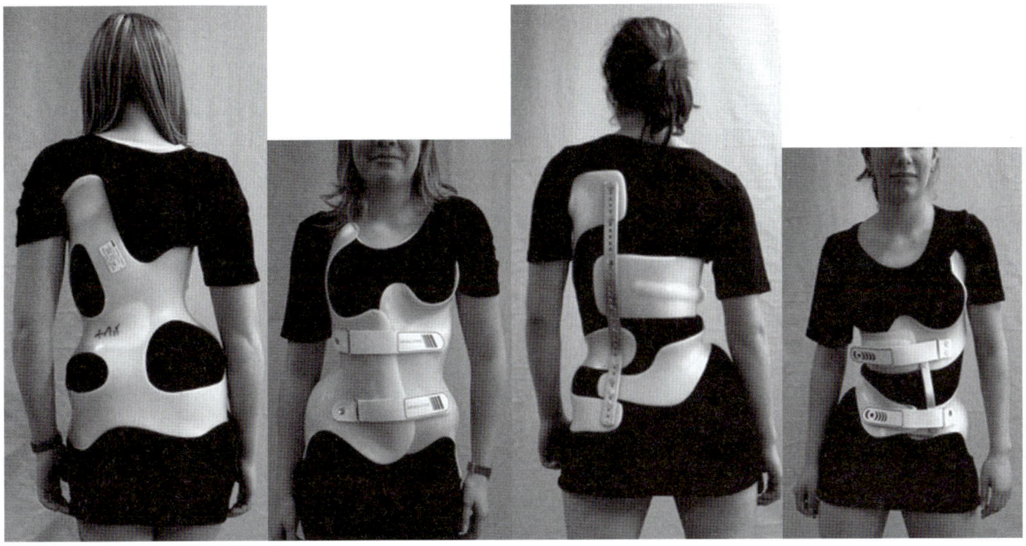

그림 33 좌측의 고품질 체뉴 보조기와 비교한 우측의 체뉴 경량 보조기.
유사한 만곡 유형을 보이는 두 환자를 대상으로 두 개의 보조기를 비교하여, 보조기를 덜 사용하면서도 동일한 작용을 하는 원리를 들여다볼 수 있다.

고 X선을 촬영한 후에 "미세 조정(fine tuning)"을 하거나 교정효과를 높이도록 이 패드들을 보다 쉽게 재조정할 수 있다.

환자가 커져서 보조기가 맞지 않게 되면, 어떤 경우에는 몇 개의 새로운 패드만 조정하고, 사춘기 성장가속기에 필요한 보조기의 수를 과감하게 줄일 수 있다

특히, 흉부에서는 전액부의 만곡을 교정하고 측면을 보다 지탱해주도록 압력패드의 방향은 전액면에 대해 60° 이상(90° 미만)이 되게 놓아야 한다.

체뉴의 원리를 적용하여 개발한 "체뉴 경량®" 보조기(특허 출원 중)는 보조기를 착용한 상태에서도 환자의 삶의 질을 크게 훼손하지 않을 것을 장담한다. 이는 척추측만증 치료를 위해 사용한 기존의 보조기와 비교했을 때 재료를 덜 쓰기 때문에 가능하다. 그러나, 재료를 줄인다고 해서 효과가 감해져서는 안 된다.

척추측만증 보조기 치료는 보조기로 인한 일차 교정효과에 따라 달라지므로,[17~19] "체뉴 경량®" 보조기의 일차 교정효과를 예비연구에서 평가했으며,[21] 기존에 사용했던 보조기의 효과와 이를 비교했다. 그 결과를 간략하게 나타내면 다음과 같다.

"체뉴 경량®" 보조기의 원리에 따라 평균적으로 6주간 치료를 한 후에 서 있는 자세에서 보조기를 착용한 채로 전신 X선 촬영을 하고 이를 교정기를 착용하기 전 마지막 X선 촬영 결과와 비교하여 처음 99명의 환자(소년 7명, 소녀 92명)의 교정효과를 평가했다. 이들의 평균 만곡 각도는 41° 였으며(콥에 의하면 23°~71°), 환자들의 평균 연령은 13세(표준편차 1.74)였다. 주 진단은 청소년기 특발성 척추측만증(AIS) 또는 에오스(EOS)였으나, 마판 증후군(n=1), 마사 증후군(n=1), 선천성 척추측만증(n=1) 환자들도 있었다.

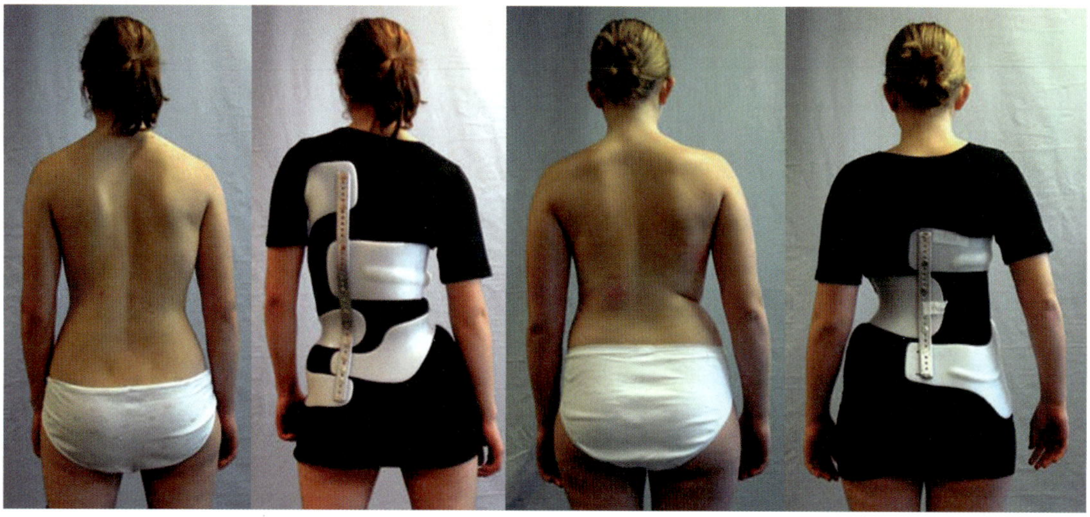

그림 34 좌측과 우측은 각각 리고 T2 유형과 리고 L 유형에 대한 체뉴 경량 보조기를 착용한 모습. 두 환자 모두 보조기의 "거울 효과(mirroring effect)"가 확실히 보인다. 보조기가 기형을 제대로 보여줄 수 있을 때에만 충분한 교정효과를 기대할 수 있다.

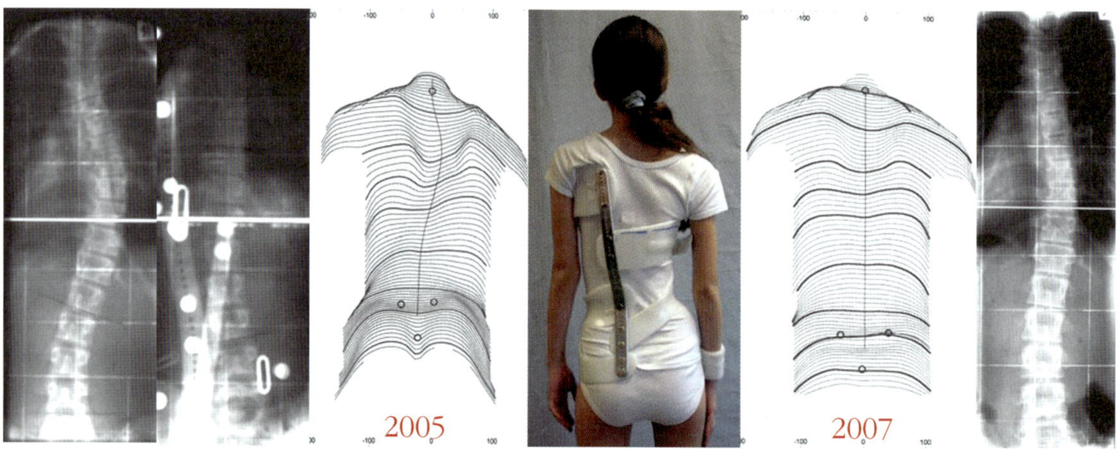

그림 35 체뉴 경량 보조기를 착용한 11세 초경 전 여아의 주요 만곡 유형 T2가 38°에서 −14°로 과잉교정된 흉추 만곡의 모습. 2년의 치료 후, 보조기를 착용하지 않은 상태에서 만곡은 19°로 호전되었다. 2005년과 2007년의 표면 스캔에서 보다시피 유의한 임상적 호전이 있었다.

전체 표본의 평균 콥 각도는 평균 14.7°가 줄었으며, 이는 평균교정효과 42%에 해당한다. 처음으로 보조기를 착용한 환자(n=53, 콥 각도 36.6°)에서 보조기 착용중 교정은 49.8%에서 나타났다. "체뉴 보조기®"를 2차 또는 3차로 착용한 환자(n=46, 콥 각도 45.5°)에서 보조기 착용 중 교정은 33.2%에서 나타났다. 교정효과는 연령과 약간의 음의 상관관계를 보였으며(r=−0.18, p=0.034), 치료 전에 측정한 콥 각도와는 음의 상관관계(r=−0.49, p=0.0001)를 보였다.

문헌에 보고된 다른 보조기와 비교했을 때 "체뉴 경량" 보조기를 사용했을 때의 치료효과가 유의하게 좋았다.[4~7] 보조기를 이용해 시상면(sagittal plane)에서의 교정도 개선한 후에

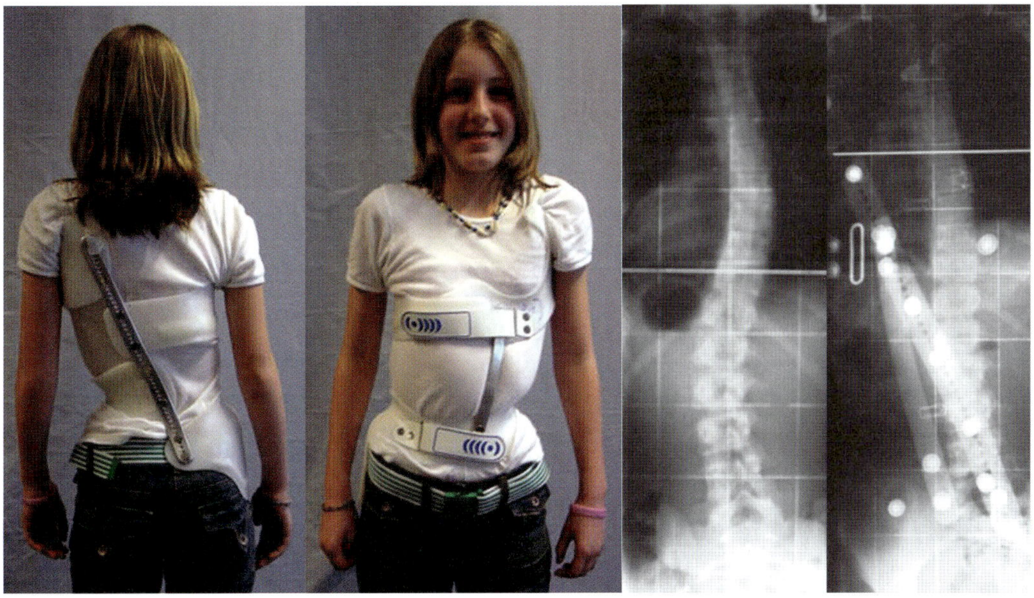

그림 36 테너(Tanner) II, 콥 각도가 32°인 흉추 만곡과 31°인 요추 만곡이 있는 10세의 여아가 스콜리오로직 체뉴 경량 보조기를 사용하여 흉추 만곡이 11°, 요추 만곡이 8°로 교정되었다. 이런 교정효과가 나타났지만, 비순응(malcompliance)으로 인해 치료를 시작할 때보다 최종 상태는 악화되어 있다. 공교롭게도 모든 만곡을 성공적으로 치료할 수 있는 것은 아니지만, 대부분의 만곡을 교정할 수 있다.

는 전액면에서의 교정효과도 개선할 수 있었다. 이전의 교정효과와 비교했을 때,[8, 25] 보조기 착용 중 교정이 된 결과가 50%를 넘었다.[21]

질병의 진행을 예방하려면 최소한 20%의 교정효과가 필요하며,[16] 최종적으로 교정이 이루어지려면 평균적으로 30%의 교정효과가 보장되어야 한다.[22, 23] 자라나는 청소년에서 40% 이상의 교정효과를 보이게 되면 평균 7°의 콥 각도가 최종적으로 교정이 된다.[17]

웡(Wong) 등[24]은 평균 콥 각도가 30.6°(21°~43°)인 환자에서 40%의 교정효과가 나타난다고 보고했다. 그러나, 웡의 연구에서는 본 저자들의 예비연구[25]와 최근 연구[21]에서 단일 만곡 환자보다 일반적으로 치료 후 악화된 이중 만곡 유형 환자는 포함하지 않았다.

불만(Bullmann) 등[26]은 콥 각도가 31°(25°~40°)인 환자에게 체뉴 보조기를 사용했을 때 평균 교정효과가 43%임을 보고했다. 그러나 이 연구에서 최종 성공률은 58%에 그쳤으며, 이는 40% 미만의 교정효과가 나타난 다른 연구[9]에서 보고했던 성공률 80%에 비하면 실망스러운 결과였다.

공교롭게도 선진 연구센터의 표준에서 20년 이상 동안 이미 다르게 보고했음에도 불구하고, 보조기 기술이 충분하지 않은 오늘날의 연구에서는 평균적으로 25% 미만의 교정효과를 발표했다.[27] 이후의 연구[27]에서는 환자의 80% 미만이 최소한 보조기로 교정효과를 어느 정도 보았다고 보고했다. 환자들은 보조기 치료가 옳다고 믿고 수년 동안 자신의 삶의 질을 포기하므로 긍정적인 치료효과를 받을 자격이 있기 때문에 제대로 되지 않은 이러한 치료를 오늘날 무책임하게 적용하지 않을 수 있으며, 그래야만 한다.

체뉴 경량 보조기를 사용하게 되면 문헌에서 기술한 다른 보조기에 비해 평균 이상의 교정효과를 볼 수 있다. 보조기가 덮고 있는 면적이 상당히 줄어들면서도 재료가 줄어들어 원하는 교정효과에도 긍정적인 영향을 미치는 것으로 여겨진다.

스콜리오로직® 보조기의 장점

- 특수(리고) 체뉴 보조기와 동등하거나 그 이상의 효과를 내면서도 가볍다.
- 조정하기가 용이하다.
- 적응하기 쉽다(길이 & 너비).
- 압력 블레이드(pressure blade)를 교환하기가 용이하다(새로운 구조가 필요하지 않음).
- 하루에 처방과 조정 모두를 할 수 있다.
- 비용을 절약할 수 있다.

다른 새로운 개발도 보고된 바 있지만, 스콜리오로직® 체뉴 경량 보조기는 최신식의 가장 효과적인 발전이라 볼 수 있다.[28] 네그리니(Negrini)와 동료들은 소위 "대칭성, 환자-중심, 강직한 3차원적 보조기 개념(SPoRT-concept, symmetric, patient-oriented, rigid and 3-dimensional concept)"을 보고했다. 이 보조기는 완전히 대칭적이며, 겨드랑이에 밀착하고, 시판되고 있는 구식 보조기와 비교했을 때 이로운 점이 없다. 저자들은 이 보조기를 사용하면 교정할 공간은 있다고 말했으나, 교정 움직임(corrective movement)을 위한 충분한 공간은 없는 것이 확실하며(그림 38), 이러한 보조기의 교정효과는 저자들이 보고하지 않았다.

교정효과가 매우 좋은 보조기를 실제로 경험해본 사람은 35° 이상인 만곡에 대칭 보조기가 별로 효과적이지 않다고 말할 수 있다.

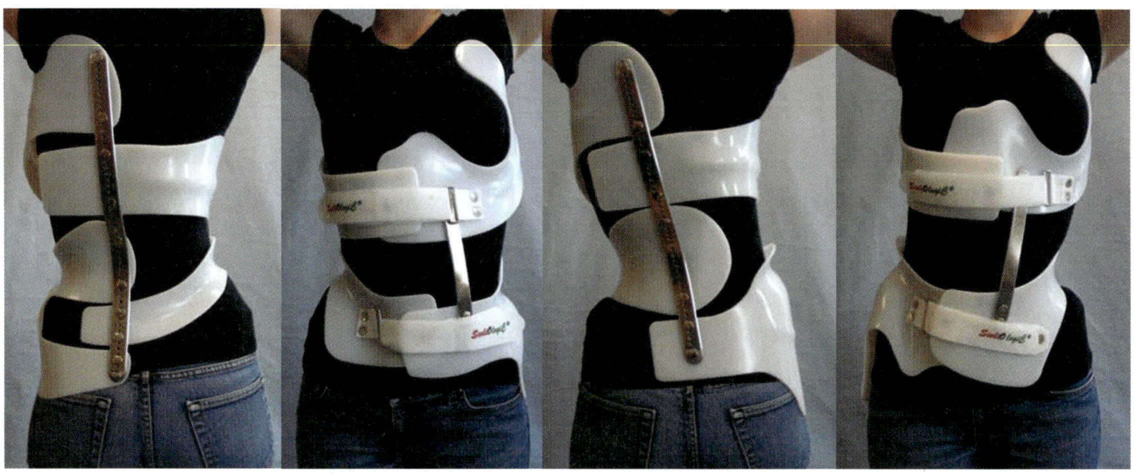

그림 37 사전 제조한 모형의 등쪽과 배쪽(좌측은 기능적 3 만곡 척추측만증, 우측은 기능적 4 만곡 척추측만증). 이 모형은 미세하게 조정할 수 있으며, 환자 개개인에게 맞춰 자를 수 있다.

그 외에도, 오늘날의 SPoRT 보조기에서 조정하는 것과는 달리, 효과적이라고 보였던 실제 보조기 사용 개념에서 흉골병(manubrium sterni)의 앞에 있는 스트랩(closing strap)이나 가로방향의 금속 막대가 거의 필요하지 않기 때문에 이러한 대칭 보조기 사용 개념은 애초부터 진부한 것이었다. 저자들의 보고에 따르면, 이 보조기는 완벽하게 몸의 형태에 맞춰지며, 보조기가 위치한 부위를 통해 교정이 이루어지므로,[28] 교정을 위한 공간을 남겨둘 수 있는 방법은 저자들의 비밀로 남을 것이다.

이 보조기는 '압박(compression)' 보조기로만 간주할 수 있으며, 다른 보조기 사용 개념과 비교했을 때, 재료가 너무 많이 들고 너무 무거워서 '환자 중심' 의 치료라 보기가 어렵다.

가능한 한 최대의 교정효과를 보이면서 환자에게 주는 충격은 최소한으로 한 보조기 만이 '환자 중심' 의 치료로 볼 수 있으며, 이에 근접한 보조기가 스콜리오로직® 체뉴 경량 보조기인 듯하다(그림 38).

피지오-로직 보조기(Physio-logic brace®)

편평등은 보조기를 사용하는 특발성 척추측만증 환자의 치료 시 중요한 문제로 여겨진다. 편평등은 확실히 특발성 척추측만증의 발달에 기여한다.[29~34] 몇몇의 보조기 사용 개념을 적용했을 때에는 편평등이 교정되지 않고 상태가 악화될 수도 있음이 입증되었다.[22, 23, 35] 원래의 체뉴 보조기를 변형한 최근 보조기에서는 흉추 저후만을 교정하는 압점을 도입한 반면,[35]

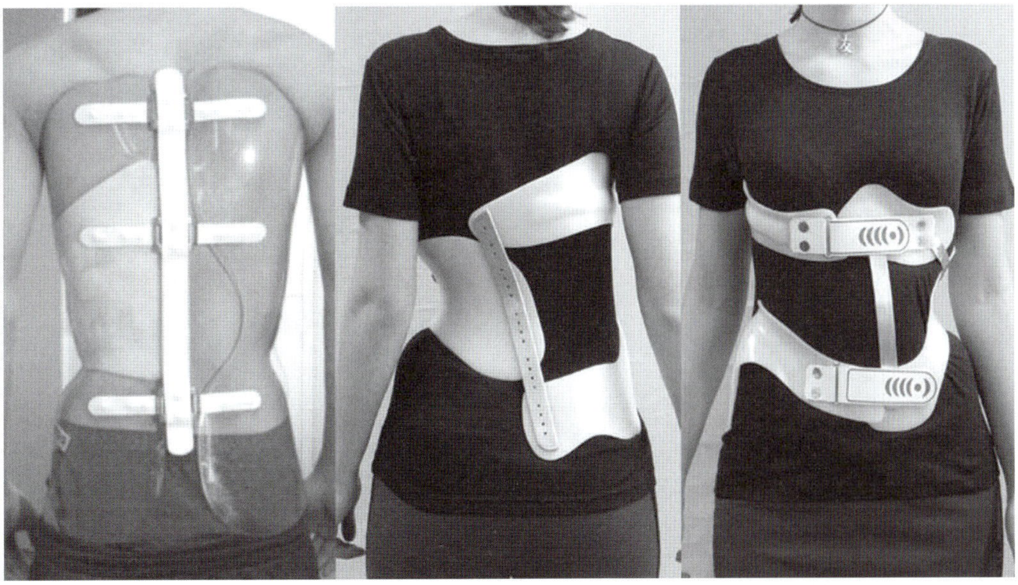

그림 38 비슷한 만곡 유형이 있는 환자들을 대상으로 한, 보다 "환자 중심"적인 치료로서 독자는 좌측에서 보여주고 있는 소위 "SPORT-컨셉"이나 중앙과 우측에서 보여지는 "체뉴 경량" 보조기를 결정할 수 있다.[28]

보스턴 보조기, 찰스턴 취침용 보조기, 기타 척추측만증 보조기의 대부분이 시상면 시상(sagittal profile)을 교정할 압점(pressure point)이 없다. 그러나, 최근의 보조기 사용 개념으로는 장기적으로 흉추측만증환자의 편평등 기형을 호전시킬 수 있다.[13, 14, 36]

흉추 편평등은 흉추측만증의 유발요인으로 추정되었다.[29~34] 그러므로, 척추의 연결 회전(coupled rotation)과 측방편위(lateral deviation)이 특발성 척추측만증 발달에서 이차적인 기형 유형이라면, 시상면에만 힘을 가하여 척추측만증을 교정할 수 있어야 한다. 피지오-로직® 보조기를 이용해 이렇게 척추측만증을 교정하려는 시도가 있었다.

특발성 척추측만증 환자의 시상면 시상을 과잉교정하기 위해 시상면에 반대로 힘을 가하는 것이 척추 기형을 단기적으로 교정하고, 표면 평상(surface topography)에서 측정한 대로 전액면과 관상면을 교정하는 데도 효과적임이 증명되었다.[2] 이러한 단기적 교정효과는 3차원적 교정 보조기인 RSC보조기를 이용했을 때와 유사하다.[13, 14, 19, 36] 두 가지 보조기 사용 원리에서 측방편위와 표면 회전의 교정은 보조기를 처음으로 착용하기 전의 초기 값과 비교했을 때 적용되는 표면 형상 시스템의 기술적 오류보다 높았다.

통증이 있는 측만증 환자에서 시상면을 교정하는 교정력으로 전면편위(frontal deviation)을 교정할 수 있다는 점도 입증되었다〔횡방향 힘(transverse force)을 가하지 않은 상태에서 89°에서 72°로 교정[37]〕.

2004년 봄에 통증이 있는 성인환자에게 처음으로 적응시킨 원형(prototype)을 이용하여 2004년 여름에 시상면 재배열 보조기(피지오-로직 보조기®)를 개발했다. 리고-체뉴 보조기를 사용할 수 없을 정도로 위험한 상태에 있던 몇몇의 환자가 최종적으로 착용하기 전의 마지막 보조기로서 다 자란 환자(mature patients)에게 사용했으며, 척추측만증 환자의 만성통증을 치료하는 데도 이를 사용했다.[37, 38]

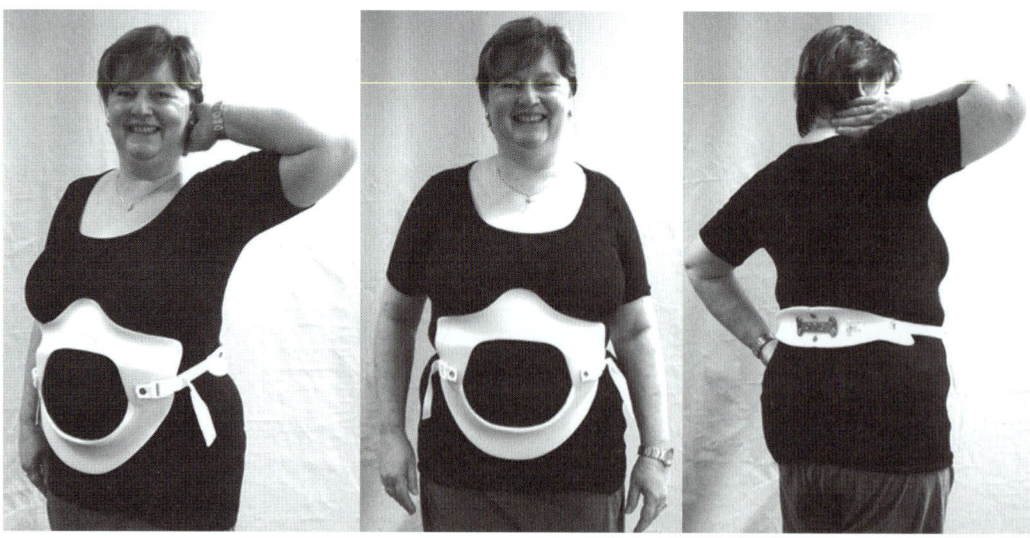

그림 39 만성 요통, 척추파행(spinal claudication), 55°의 요추 측만이 있는 55세 여성. 보조기를 착용한 상태에서 환자의 증상은 유의하게 호전되었으며, 과감하게 약물을 줄일 수 있었다.

요추측만증이 있는 청소년의 경우, 척추측만증과 길랑–바레 증후군(Guillan–Barré syndrome)이 있는 여성환자의 29° 의 요추 만곡이 보조기를 사용해서 19° 로 교정되었으나,[37] 이 사례에서는 실제 표준인 체뉴 보조기의 효과가 더 좋았다. 본 저자들의 경험에 의하면, 구조적 흉추 만곡은 측방 패드를 추가하지 않고 작은 보조기만을 이용했을 때에는 교정되지 않는다.

통증이 있는 척추측만증 환자를 대상으로 한 예비연구(preliminary study)에서 피지오–로직 보조기®는 보조기를 착용하는 동안 통증의 세기를 줄여주는 데 효과적임이 증명되었다. 국제 문헌에서 보고된 대로 통증치료에 보통 적용하는 다른 유형의 보조기와 비교했을 때, 그 결과는 월등했다. 그러나, 이 그룹의 환자 순응도는 아직까지 문제가 되는 듯하다.[40]

또한, 이 보조기가 효과적으로 배통(back pain)을 줄여줄 수 있음을 알게 되었다. 피지오–로직 보조기®로 요추 만곡과 흉요추 만곡을 교정할 수 있지만, 젠싱언(Gensingen brace®) 보조기나 측방 압력패드를 사용하는 스콜리오로직(ScoliOlogiC®) 보조기를 사용했을 때 이러한 만곡 유형에 대한 전면 교정효과(frontal correction effect)가 훨씬 낫다.

그러므로, 우선 성장기 동안에 척추측만증을 치료하는 데 젠싱언(Gensingen brace®) 보조기나 스콜리오로직(ScoliOlogiC®) 보조기를 제안하고자 한다. 젠싱언 보조기가 허용되지 않는 경우, 요추 만곡과 흉요추 만곡에 최소한 대칭성 피지오–로직 보조기®를 처방할 수 있다. 어떤 사례에서든 환자의 순응을 기대할 수 있을 때, 황금표준 보조기〔체뉴, 레그니어(Regnier) 보조기, 젠싱언 보조기®, 스콜리오로직® 보조기〕로 흉추 만곡 유형을 치료해야 한다.

예비연구와 현재 진행 중인 연구를 통해 다음과 같은 결론을 내릴 수 있다:

1. 피지오–로직 보조기®의 도움으로 가해지는 시상면 교정력을 통해 척추측만증 기형이 3차원적으로 교정될 수 있다.
2. 피지오–로직 보조기®는 특발성 척추측만증 환자의 요추 만곡과 흉요추 만곡을 교정하는 데 이용할 수 있다.
3. 피지오–로직 보조기®는 척추측만증 환자의 만성 배통을 치료하는 데 이용할 수 있다.
4. 피지오–로직 보조기®는 척추측만증이 없는 환자의 만성 배통을 치료하는 데 이용할 수 있다.

참고문헌

1. RIGO, M: Intra-observer reliability of a new classification correlating with brace treatment. *Pediatric Rehabilitation* 7: 63, 2004.

2. WEISS, HR., DALLMAYER, R., GALLO D.: Sagittal Counter Forces (SCF) in the Treatment of Idiopathic Scoliosis – A Preliminary Report. *Pediatric Rehabilitation* 9: 24-30, 2006.

3. GOLDBERG, C.J., MOORE, D.P., FOGARTY, E.E., DOWLING, F.E.: Adolescent idiopathic scoliosis: the effect of brace treatment on the incidence of surgery. *Spine* 26: 42-47, 2001.

4. EMANS, J.B., KAELIN, A. BANCEL, P., et al. : The Boston bracing system for idiopathic scoliosis : Follow-up results in 295 patients. *Spine* 11: 792-801, 1986.

5. WEISS, H.R.: Standard der Orthesenversorgung in der Skoliosebehandlung. *Med Orth Tech* 115: 323-330, 1995.

6. LANDAUER, F.: Ist die Therapie mit dem Chêneau-Korsett wirksam? In: A.B. Imhoff AB (Herausgeber). Fortbildung Orthopädie 2. Die ASG-Kurse der DGO. (, (Steinkopff, Darmstadt), pp 31-38, 1999.

7. HOPF, CH., HEINE, J.: Langzeitergebnisse der konservativen Behandlung der Skoliose mit dem Chêneau-Korsett. *Z Orthop* 123: 312-322, 1985.

8. WEISS HR, EL OBEIDI N, BOTENS-HELMUS CH: Qualitätskontrolle korrigierender Rumpforthesen in der Skoliosebehandlung, *Med Orth Tech* 126: 39-46, 2003.

9. WEISS HR, WEISS G: Brace treatment during pubertal growth spurt in Girls with Idiopathic scoliosis (IS) – A prospective trial comparing two different concepts. *Pediatric Rehabilitation* 8: 199-206, 2005.

10. WEISS, H.R., WEISS, G. SCHAAR, H.J.: Incidence of surgery in conservatively treated patients with scoliosis. *Pediatric Rehabilitation* Apr.-Jun. 6(2): 111-8, 2003.

11. RIGO, M., REITER, CH., WEISS, H.R.: Effect of conservative management on the prevalence of surgery in patients with adolescent idiopathic scoliosis. *Pediatric Rehabilitation* 6: 209-214, 2003.

12. MARUYAMA, T, KITAGAWA, T., TAKESHITA, K., MOCHIZUKI, K., NAKAMURA, K.: Effectiveness of conservative treatment for idiopathic scoliosis – a combination of brace treatment and physical treatment. *Pediatric Rehabilitation,* 7(1): 56, 2004.

13. RIGO M, WEISS HR.: Korsettversorgungsstrategien in der Skoliosebehandlung; in: WEISS HR (Hrgb.): Wirbelsäulendeformitäten – Konservatives Management. Pflaum Verlag, Munich, 2003.

14. RIGO M.: 3 D Correction of Trunk Deformity in Patients with Idiopathic Scoliosis Using Chêneau Brace. In: Stokes, IAF (ed) Research into Spinal Deformities 2, Amsterdam, IOS Press, pp 362-365, 1999.

15. RIGO, M. : Radiological and cosmetic improvement 2 years after brace weaning – a case report. *Pediatric Rehabilitation* 6: 195-199, 2003.

16. CASTRO FP JR.: Adolescent idiopathic scoliosis, bracing, and the Hueter-Volkmann principle. *Spine J.* May-Jun;3(3): 180-5, 2003.

17. LANDAUER F., WIMMER C., BEHENSKY H.: Estimating the final outcome of brace treatment for idiopathic thoracic scoliosis at 6-month follow-up. *Pediatric Rehabilitation* 6: 201-207, 2003.

18. WERKMANN M: Excellence of Chêneau braces for patients with Idiopathic scoliosis (IS). *Pediatric Rehabilitation* 7: 62-63, 2004.

19. RIGO, M: Biomechanics and classification of scoliosis. Instructional course lecture. SANOMED brace course, Kell am See, November 2004.

20. FISK JR, WINTER RB, MOE JH.: The lumbosacral curve in idiopathic scoliosis. Its significance and management. *J Bone Joint Surg (Am),* 62: 39-46, 1980.

21. WEISS; HR, WERKMANN, M, STEPHAN, C: The ScoliOlogiC® "Chêneau light" brace - Does the reduction of material affect the desired correction? *Stud Health Technol Inform.* 123: 250-254, 2006.

22. APPELGREN, G., WILLNER, S.: End Vertebra Angle - A Roentgenographic Method to Describe a Scoliosis. A Follow-up Study of Idiopathic Scoliosis Treated with the Boston Brace. *Spine* 15: 71-74, 1990.

23. WILLERS, U., NORMELLI, H. AARO S., et al. : Long-Term Results of Boston Brace Treatment on Verterbral Rotation in Idiopathic Scoliosis. *Spine* 18: 432-435, 1993.

24. WONG, MS, CHENG, JC, LO KH: A comparison of treatment effectiveness between the CAD/CAM method and the manual method for managing adolescent idiopathic scoliosis, *Prosthet Orthot Int* 29: 105-11, 2005.

25. WEISS, H.R: Ein neuer Ansatz zur Konstruktion korrigierender Skolioseorthesen – Das Baukastenprinzip, *Med Orth Tech* 128: 71-82, 2005.

26. BULLMANN V, HALM HF, LERNER T et al.: [Prospective evaluation of braces as treatment in idiopathic scoliosis]. *Z Orthop* 142: 403-9, 2004

27. TONSETH KA, WEVER DJ: [Brace treatment of idiopathic scoliosis]. *Tidsskr Nor Laegeforen* 125: 170-2, 2005

28. NEGRINI, S, MARCHINI, G, TOMAELLO, L: The Sforzesco brace and SPoRT concept (symmetric, patient-orientated, rigid, three-dimensional) versus the Lyon brace and 3-point systems for bracing Idiopathic Scoliosis. *Stud Health Technol Inform.*, 123: 245-249, 2006.

29.DEACON, P., FLOOD, B.M. and DICKSON, R.A: Idiopathic scoliosis in three dimensions: a radiographic and morphometric analysis. *J Bone Joint Surg (Br),* 66-B: 509-512, 1984.

30. TOMASCHEWSKI, R. : Die funktionelle Behandlung der beginnenden idiopathischen Skoliose. Habilitation thesis, Halle, 1987.

31. WEISS, H.R. and LAUF, R.: Impairment of forward flexion – physiological or the precursor of spinal deformity? In: M. D'Amico, A. Merolli and G.C. Santambrogio (editors) *Three Dimensional Analysis of Spinal Deformities* (Amsterdam: IOS Press), pp 307-312, 1995.

32. BURWELL, R.G.: Aetiology of idiopathic scoliosis: current concepts. *Pediatric Rehabilitation* 6: 137- 170, 2003.

33. RASO, V.J.: Biomechanical factors in the etiology of idiopathic scoliosis. *Spine: State of the Art Reviews*, 14: 335-338, 2000.

34. MILLNER, P.A. and DICKSON, R.A.: Idiopathic scoliosis: biomechanics and biology. *European Spine Journal* 5: 362-373, 1996.

35. WEISS, H.R., RIGO, M., CHENEAU, J.: Praxis der Chêneau-Korsettversorgung in der Skoliosetherapie.Stuttgart, Thieme 2000.

36. RIGO, M. : Radiological and cosmetic improvement 2 years after brace weaning – a case report. *Pediatric Rehabilitation* 6: 195-199, 2003.

37. WEISS, H.R: Das „Sagittal Realignment Brace“ (physio-logic brace) in der Behandlung von erwachsenen Skoliosepatienten mit chronifiziertem Rückenschmerz. *Med Orth Tech* 125: 45-54, 2005.

38. WEISS, HR: Ein neues Korsett zur Behandlung der Idiopathischen Skoliose und anderer Wirbelsäulendeformitäten. *Orthopädische Technik* 55: 808-814, 2004.

39. WEISS, HR, DALLMAYER, R: Brace treatment of spinal claudication in an adult with lumbar scoliosis - A case report. *Stud Health Technol Inform.*, 123 :586-589, 2006.

40. WEISS, HR, DALLMAYER, R, STEPHAN, C: First results of pain treatment in scoliosis patients using a sagittal realignment brace. *Stud Health Technol Inform* 123: 582-585, 2006.

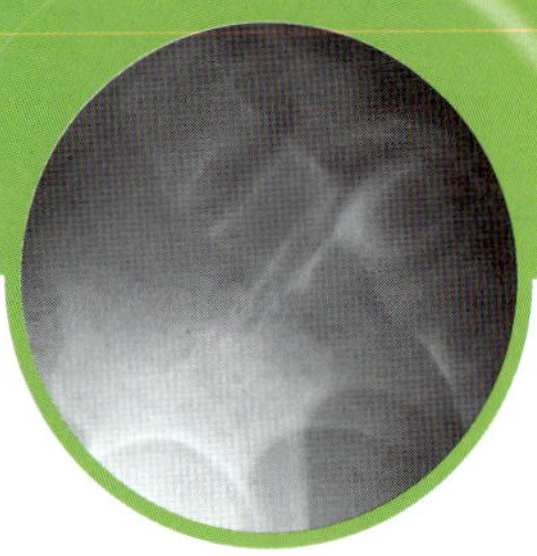

Chapter 7

척추측만증과 통증

노령인구에서 요통과 척추협착증(spinal stenosis), 퇴행성 척추측만증의 유병률이 증가하고 있다. 척추협작증의 증후가 있는 환자의 정확한 백분율을 알진 못하지만, 주요 목표는 최소의 중재를 통해 통증을 완화시키고 기능적 생활방식을 개선하는 데 있다.[1] 또한, 척추협착증의 유병률도 증가하고 있는 듯하다. 시올(Ciol) 등[2]에 의하면, 1979~1992년까지 척추협착증의 수술 발생률은 8배까지 증가했다. 주로 좌식 생활방식(sedentary lifestyle)이 성인의 요통에 기여하는지의 여부에 대해서는 여전히 논의 중이다. 현대의 좌식 생활방식은 특수화된 연결조직의 적응 및 구조적 동역학을 궁극적으로 방해하여 근육으로부터 비사용 변화(disuse change)가 이루어진다는 가설을 세웠다.[3]

사실상, 좌식 생활방식으로 요추 전만이 없어지고, 이러한 상태는 성인의 요통, 척추파행(spinal claudication) 및 퇴행성 척추측만증과도 관련이 있다.[4]

마시에로(Masiero) 등[5]은 비특이적 요통(LBP)은 십대, 특히 여성, 앉아 있는 아이, 요통 가족력이 있는 사람에게 빈번하게 발생한다는 것을 보여주었다.

고등학교 학생(pupil) 2,346 명 중 1,416명(60%), 검사한 대학생(student)의 32%에서 요통이 발견되었다. 통계 분석을 통해 요통과 올바르지 않은 앉은 자세(고등학생: $p < 0.001$, 대학생: $p < 0.02$)와 흡연(대학생: $p < 0.001$, 고등학생: $p < 0.02$)과 같은 위험인자와의 상관관계를 확인했다.[6]

또한, 힐데브랜드(Hildebrandt)와 동료[7]들은 여가시간의 신체활동 자극으로 일하는 인구 특히, 앉아서 일하는 근로자의 근골격계 질환을 줄일 수 있는 방법 중 하나라는 결론을 내렸다.

앉아서 생활하는 폐경기 여성은 주관적인 등(back)의 증상과 더딘 골량 손실을 위해 정기적으로 장기간 치료운동을 하는 것이 좋다.

그러나, 좌식 생활방식이 요통에 기여한다는 가설을 지지하지 않는 연구도 있다.[8~10] 한 연구에서는 전만각도(lordotic angle)가 요통의 유병률에 영향을 주지 않는다고 했지만,[8] 전만증의 각도가 아니라 요추에서 전만증의 위치가 통증 완화 또는 악화에 영향을 미친다는 것을 고려해야 한다.[11, 12]

실제로, 척추측만증에서는 자동적으로 척추 통증이나 요통을 유도하지 않는다.[13] 통증이 있는 척추측만증 환자 2,000명 이상을 대상으로 한 연구에서는 통증의 강도와 만곡의 크기 간에 상관관계가 없다는 것을 보여주었다.[14] 그러나, 임상에서는 자세 요통(PLBP, postural low back pain)이라 부르는 것(요추 전만의 손실과 관련)과 불안정 요통(ILBP, instability low back pain)〔유증상 척추탈위증(spondylolisthesis)에서 나타나는 L4/5나 L5/S1의 시상면 불안정과 관련〕을 구별해야 한다. 또한, 두 가지가 모두 나타나는 경우도 드물게 나타날 수 있다. 두 가지 주요 범주를 임상적으로 구분하도록 간단한 물리 시험을 기술했다(그림 40a, b).[15]

물리재활치료의 전략은 근본적으로 다르며, 다음과 같은 범주로 나누어질 수 있다:

측면에서 봤을 때, 균형 잡힌 "S"자가 되도록 시상면을 개선/교정하도록 자세 요통(PLBP)(요통환자의 약 90%) 치료 시 *재전만 기술(relordosation technique)*[16~18]을 적용해야 한다. 보조기 사용 전략 또한 특별히 해부학적인 시상면 시상을 목표로 해야 하므로,[19] L2의 첨부에서 요추 전만을 증가시켜야 한다.[11, 12, 15] 대부분의 사례에서 만성 요통의 강도를 즉시 줄여주는 것으로 나타난 피지오-로직® 보조기를 사용한다(그림 39. 이전 장을 참조).[11, 12, 15]

디스크 공간 L5/S1 또는, 필요하다면 L4/5의 수평배열에 의해 불안정한 분절을 지지하도록 불안정 요통(ILBP)에 *재전만 기술*을 사용해야 한다. 물론, 이 자세가 비생리학적 자세지만, 유증상 시상면 불안정이 있는 환자에서는 통증을 줄이는 것이 주 목적이다. 요통환자의

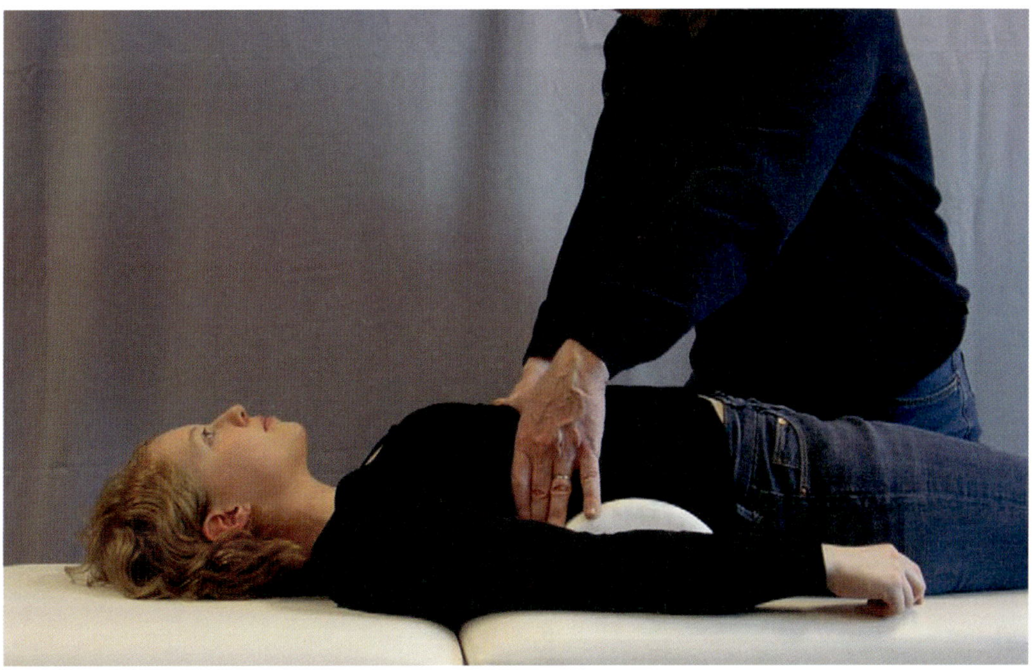

그림 40a 피지오-로직® 운동 또는 피지오-로직® 보조기 중 어떤 것이 더 환자에게 좋은지를 추정하기 위해 누워있는 자세에서 시상면 재배열 시험(SRT, sagittal realignment test)〔바이스(Weiss) 2005〕. 효과가 좋다면 이 시험을 통해 즉시 만성 요통이 감소할 것이다.

약 10%가 겪는 이 의학적 상태를 위해 시상면이 이동하는 힘을 줄이도록 최적의 골반 배열을 위해 복부 근육을 강화하고 자세교육을 하는 것이 중요하다.

이러한 의학적 상태에서 보조기를 사용하게 되면 결과적으로 그림 41에서 보다시피 간단한 3-지점 시스템〔스폰디로직®(spondylogic®) 보조기〕의 도움을 받아 요추 전만이 감소하게 된다.[20]

유증상 불안정 요통(ILBP)(예, 유증상 척추탈위증)이 있는 청소년이 익히는 인위적인 자세를 통해 분절의 배열과 그 기능을 불안정하게 만들 것으로 여겨지는 시상면 시상의 감소로 인해 일부 사례에서는 척추측만증을 야기하는 듯하다.[21]

그러나, 분류를 기반으로 한 요통 프로그램의 효과는 아직 확립되지 않았다.[17]

요통치료를 위한 맞춤식 물리재활치료 프로그램에서는 기동력 손실은 통증의 증가와도 관련이 있음을 알고 특수 보조기를 사용하기 전에 기능을 회복하는 것을 주 목표로 한다.[22]

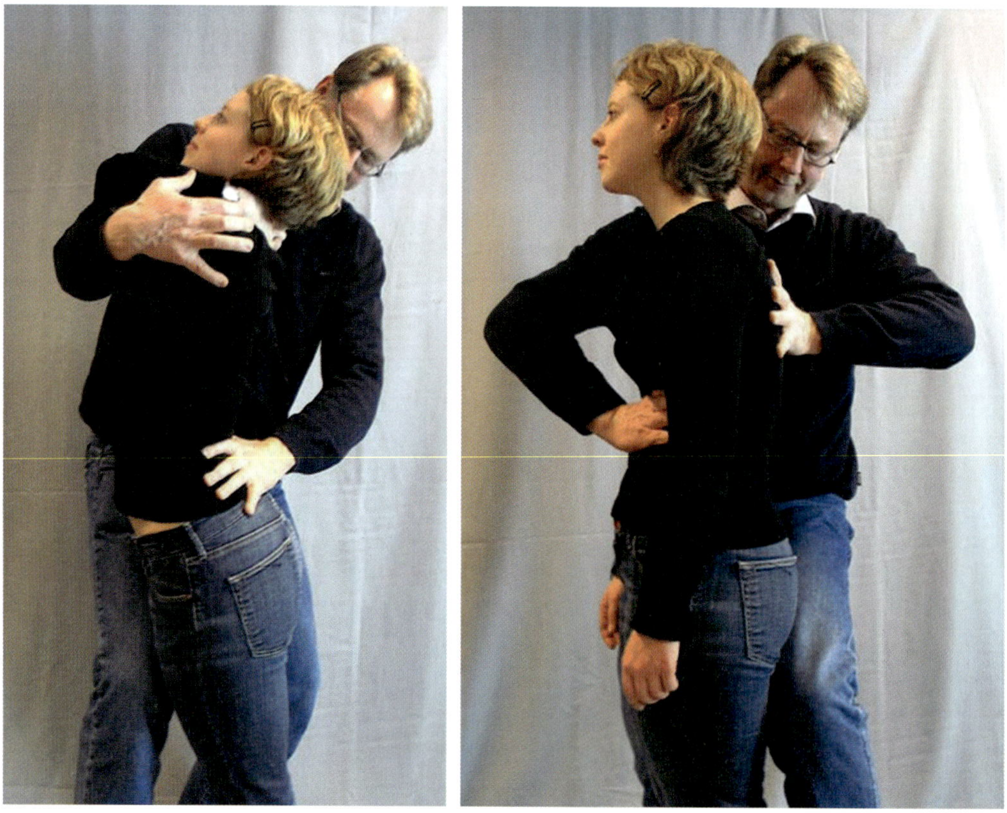

그림 40b 서 있는 자세에서 시상면 재배열 시험(SRT)(좌측). 효과가 좋다면 이 시험을 통해 즉시 만성 요통이 감소할 것이다. 시상면 탈전만 시험(SDT, sagittal delordosation test)(우측). 불안정으로 인해 만성 요통이 생겼다면, 이 시험이 효과가 있는 경우 시험을 통해 즉시 만성 요통이 감소할 것이다.

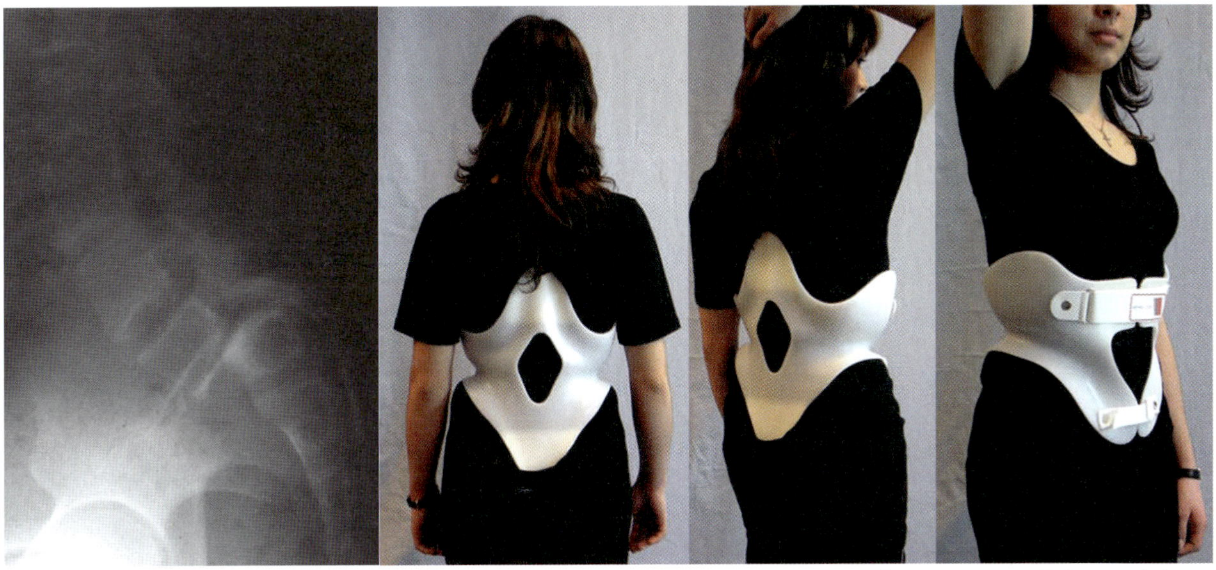

그림 41 만곡이 25° 미만인 척추측만증과 유증상 척추탈위증이 있는 환자의 스폰디로직® 보조기. 통증 완화는 즉각적으로 이루어졌으며, 이 14세 소녀의 척추협착 증상은 상당히 감소했다. 그러나, 이 보조기의 중장기적인 효과는 아직 보고되지 않았다.

참고문헌

1. PLOUMIS A, TRANSFLEDT EE, DENIS F: Degenerative lumbar scoliosis associated with spinal stenosis. *Spine J.* Jul-Aug;7(4):428-36, 2007.

2. CIOL MA, DEYO RA, HOWELL E, KREIF S: An assessment of surgery for spinal stenosis: time trends, geographic variations, complications, and reoperations. *J Am Geriatr Soc*; 44: 285–90, 1996.

3. GORDON GA: A molecular basis for low back pain in Western industrialized cultures. *Med Hypotheses.* Dec;33(4):251-6, 1990.

4. PLOUMIS A, LIU H, MEHBOD A, TRANSFELDT E: Can radiographic measurement of degenerative lumbar scoliosis predict clinical symptoms? Proceedings of the 5th. international conference on conservative management of spinal deformities, Athens, April 2-5, 2008.

5. MASIERO S, CARRARO E, CELIA A, SARTO D, ERMANI M: Prevalence of nonspecific low back pain in schoolchildren aged between 13 and 15 years. *Acta Paediatr.* Feb;97(2):212-6, 2008.

6. LEBKOWSKI WJ: ["Back pain" in teenagers and young adults]. *Pol Merkur Lekarski.* Feb;2(8):111-2, 1997.

7. HILDEBRANDT VH, BONGERS PM, DUL J, VAN DIJK FJ, KEMPER HC: The relationship between leisure time, physical activities and musculoskeletal symptoms and disability in worker populations. *Int Arch Occup Environ Health.* Nov;73(8):507-18, 2000.

8. NOURBAKHSH MR, MOUSSAVI SJ, SALAVATI M: Effects of lifestyle and work-related physical activity on the degree of lumbar lordosis and chronic low back pain in a Middle East population. *J Spinal Disord.* Aug;14(4):283-92, 2001.

9. LEBOEUF-YDE C: Back pain--individual and genetic factors. *J Electromyogr Kinesiol.* Feb;14(1):129-33, 2004.

10. YIP VY: New low back pain in nurses: work activities, work stress and sedentary lifestyle. *J Adv Nurs.* May;46(4):430-40, 2004.

11. WEISS HR, DALLMAYER R, STEPHAN C: First results of pain treatment in scoliosis patients using a sagittal realignment brace. *Stud Health Technol Inform.* 123:582-5, 2006.

12. WEISS HR, DALLMAYER R: race treatment of spinal claudication in an adult with lumbar scoliosis--a case report. *Stud Health Technol Inform.* 123:586-9, 2006.

13. ASHER MA, BURTON DC: Adolescent idiopathic scoliosis: natural history and long term treatment effects. *Scoliosis* Mar 31;1(1):2, 2006.

14. WEISS HR, VERRES CH, STEFFAN K, HECKEL I:Scoliosis and Pain – is there any Relationship? In: I.A.F. Stokes (editor) Research into Spinal Deformities 2, IOS Press, pp 293 – 296, 1999.

15. WEISS HR: Das „Sagittal Realignment Brace“ (physio-logic ® brace) in der Behandlung von erwachsenen Skoliosepatienten mit chronifiziertem Rückenschmerz. *MOT* 125: 45-54, 2005.

16. WEISS HR, KLEIN R: Improving excellence in scoliosis rehabilitation: a controlled study of matched pairs. *Pediatr Rehabil.* Jul-Sep;9(3):190-200, 2006.

17. MACHADO LA, DE SOUZA MS, FERREIRA PH, FERREIRA ML: The McKenzie method for low back pain: a systematic review of the literature with a meta-analysis approach. *Spine* Apr 20;31(9):E254-62, 2006.

18. BROWDER DA, CHILDS JD, CLELAND JA, FRITZ JM: Effectiveness of an extension-oriented treatment approach in a subgroup of subjects with low back pain: a randomized clinical trial. *Phys Ther.* Dec;87(12):1608-18, 2007.

19. BERNHARDT M, BRIDWELL KH: Segmental analysis of the sagittal plane alignment of the normal thoracic and lumbar spines and thoracolumbar junction. *Spine* Jul;14(7):717-21, 1989.

20. WEISS HR, DALLMAYER R: Brace treatment of spinal claudication in an adolescent with a grade IV spondylosisthesis--a case report. *Stud Health Technol Inform.* 123:590-3, 2006.

21. BURWELL RG: Aetiology of idiopathic scoliosis: current concepts. *Pediatr Rehabil.* Jul-Dec;6(3-4):137-70, 2003.

22. DEVIREN V, BERVEN S, KLEINSTUECK F, ANTINNES J, SMITH JA, HU SS: Predictors of flexibility and pain patterns in thoracolumbar and lumbar idiopathic scoliosis. *Spine* Nov 1;27(21):2346-9, 2002.

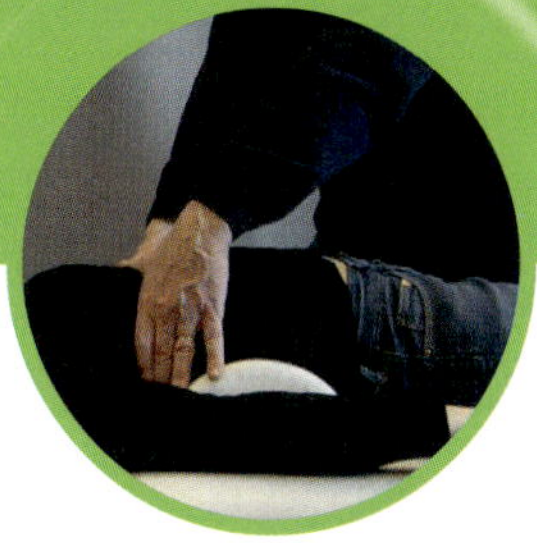

Chapter 8

척추측만증 수술 이후의 재활

척추측만증 수술 후 재활치료는 외과적 중재 후에 바로 필요하지는 않을 것이다. 발전된 재활치료 프로그램을 생각해보기 전에 먼저 골 융합이 단단하게 이루어져야 한다.

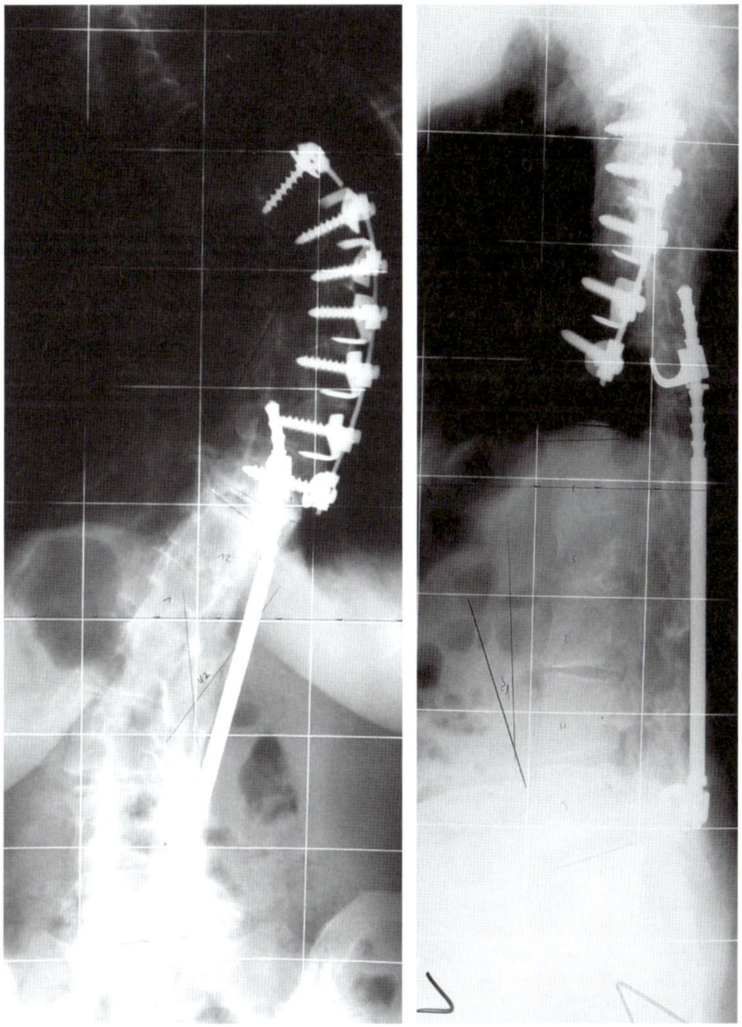

그림 42 재수술 후 사진에서 조기 발현형 척추측만증과 막대 파손(rod breakage)이 있는 환자. 이 사례에서는 근육을 통해 안정화를 시키고 요추천골 접합부의 안정성을 유지하는 것이 재활치료의 주요 목표이다. 흉추 융합이 이루어지면서 늑골 기동성을 향상시키는 것도 목표이다.

공교롭게도, 척추측만증 수술 후에 이전에는 겪지 않았던 요통이 때로 심각하게 나타나는 환자의 수가 적지 않다.[1] 많은 사례에서 이러한 술후 요통은 집중물리치료를 통해 호전될 수 있다.[2] 그러나, 술후 중증의 요통이 없다 하더라도, 접합부(junctional zone)를 물리치료로 안정화시켜 이 분절의 초기 불안정화를 예방해야 한다. 렌쇼(Renshaw)[3]가 지적한 대로, 기기장치가 실패하고, 불안정해지며(그림 42), 재수술이 필요한 시간의 문제일 뿐이다.[1] 이러한 추정을 지지하는 문헌상의 증거가 없긴 하지만, 근육을 안정화시키면서 수술 후 불안정과 통증이 있는 환자의 비율을 낮출 수 있다. 그러므로, 보다 집중적인 술후 재활치료에서는 흉추 융합술을 받은 후 폐기능이 저하된 환자에서 접합부위를 안정화(융합/자유분절 부위)시키고, 통증을 완화하며 늑골의 기동성을 향상시키는 것을 목표로 한다.

참고문헌

1. HAWES M: Impact of spine surgery on signs and symptoms of spinal deformity. *Pediatr Rehabil.* 2006 Oct-Dec;9(4):318-39.

2. WEISS HR: Rehabilitation of scoliosis patients with pain after surgery. *Stud Health Technol Inform*. 2002;88:250-3.

3. RENSHAW TS: The role of Harrington instrumentation and posterior spine fusion in the management of adolescent idiopathic scoliosis. *Orthop Clin North Am.* 1988 Apr;19(2):257-67.

4. ISEKE J: SIR nach WS-OP - Konzept für die WS-OP Gruppe. 11. Bad Sobernheimer Skolioseworkshop, April 26th. 2008.

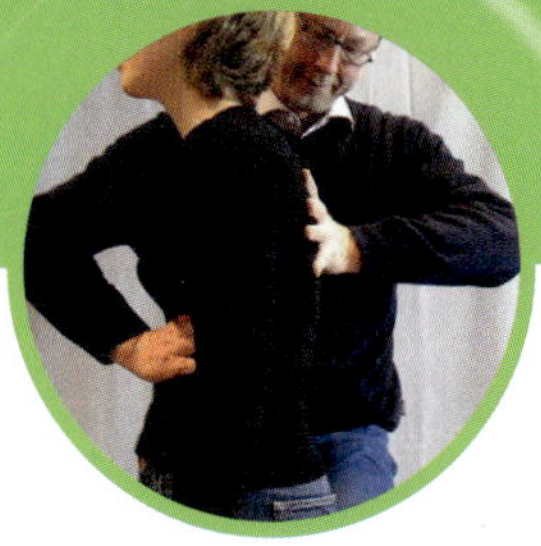

Chapter 9

전문가 교육

척추측만증은 드문 현상으로 보조기나 운동을 통해 교정하는 원리가 매우 복잡하다. 만곡 유형 또한 다양하며, 성장기에는 치료를 할 것인지의 여부나 치료를 시작하는 시기를 결정하는데 있어 시간이 중요한 요소가 된다.

환자를 돕기 위해서는 물리치료, 보조기 치료, 심리학적 중재 등 모든 분야에 특수 교육을 받은 전문가가 필요하다.

과잉치료나 소극치료에서는 운동이나 보조기가 도움이 되지 않는다. 가장 적절한 물리치료 또는 최적으로 맞춰진 보조기를 사용하여 적시에 올바른 치료를 하는 것만이 최선의 결과를 낼 수 있다.

또한, 보조기 치료를 하는 동안 익혀야 할 아주 특별한 기술은 문제해결력이다. 환자가 성장하는 동안 어떻게 반응하는가, 압력 패드를 어떻게 재조정 하는가, 통증이 있는 곳을 어떻게 발견하는가, 새로운 보조기를 처방해야 하는지의 여부 또는 보조기를 벗기 시작해야 하는지의 여부를 어떻게 결정하는가 등의 질문에 대답하기 위해서는 상당히 깊이 있는 지식을 갖춰야 한다.

그러므로, 이 분야의 노련한 임상의가 가르치는 특수 교육과정을 통해 필요한 기술에 대해 매우 특수한 훈련을 받아야 한다.

물리치료사를 위한 교육과정

"척추측만증 보존적 치료의 현대 기술과 기본 표준"(I)

척추측만증 보존증 치료에 대해 훈련을 받고자 하는 의학, 물리치료, 정형외과 기술 분야의 모든 전문가를 위한 90분간의 입문과정.

이 과정을 통해 생체역학적인 토대를 마련하고, 참가자는 "최선의 치료"에 대해 심도 있게 들여다 볼 수 있을 것이다. ATR(척추측만증 각도기) 측정 외에도 콥 각도 측정방법을 보여준다. 실제 표준지식을 토대로 보조기를 도입한 것처럼, 카트리나 슈로스®의 방법과 운동을 결합한 "간단한 3차원적 운동"과 피지오-로직®을 도입한다.

교육과정이 끝날 무렵에는 주요 사안을 논의하고, 참석자를 대상으로 간단한 평가를 해서 이를 거듭 강조한다. 세계 어느 곳에서든 전문가 학회나 워크숍에서 이 교육과정을 계획할 수 있다.

"척추측만증 보존적 치료의 현대 기술과 기본 표준"(PT)

2일 교육과정(I-교육과정 이후)을 통해 슈로스® 기술과 "간단한 3차원적 운동"과 피지오-로직® 운동을 결합하는 매우 특별한 방법으로 물리치료사가 외래환자를 치료할 수 있게 된다. 이는 기존의 슈로스 기술(단독으로는 시상면 시상을 치료하는 데 충분히 효과가 없음) 보다는 훨씬 수월하며, 만곡이 작은 외래환자의 치료에 충분히 효과를 보인다.

슈로스와 피지오-로직® 프로그램의 효과는 문헌에 잘 나타나 있다(4장 참조). 환자가 없는 상태에서도 운동을 하고 경험해 볼 수 있지만, 참석자들은 교육과정에 실제로 척추측만증 환자가 있는 것을 더 선호한다.

짧은 입문과정 이후에는 이 분야를 전문적으로 다루는 것을 목표로 5일 동안 이루어지는 "*최선의 치료에 대한 전문가 과정*"을 들을 수 있다. 이 교육과정에서는 저자의 할머니인 카트리나 슈로스의 유형별 만곡교정운동 기술을 익힌다. 여기에서는 본원의 환자를 대상으로 집중치료프로그램을 배우게 될 것이다. 주말 물리치료사 교육과정을 이수했다면 공식적인 "슈로스 교육과정"에 참여한 사람은 전문가 자격을 받게 된다.

"척추측만증 보존적 치료의 현대 기술과 기본 표준"(PHY)

I-교육과정을 이수한 물리의학과 재활치료 분야의 전문의, DO, DC 또는 정형외과의는 다음과 같은 교육을 들을 수 있다:

척추측만증과 척추측만증의 발달, 기초 생체역학, 예후, 기능적 진단, 유형 확인, 콥 각도 측정과 X선 평가, 종축상의 회전(vertebral rotation)의 페르드리올(Perdriolle) 또는 라이몬디(Raimondi) 측정방법, 척추측만증 각도기 측정, 보조기 치료 시 문제해결방법, 심리학적 기술 습득 등에 관한 기초지식을 학습하는 2일 입문과정.

이 교육과정 이후에는 Best Practice Centre(최고 실행사례 센터)(젠싱언)에 2~3일간 머물면서 기본적인 환자 관리 기술을 배우도록 최소한 15가지 보조기 조정방법을 관찰해야 한다.

다양한 기능 분절 장애로 인해 본원에서 치료를 받는 척추측만증 환자의 약 10%가 보조기를 조정하는 동안 통증을 경험하므로, 척추도수치료(spinal manipulation) 기술 또한 중요하다.

"척추측만증 보존적 치료의 현대 기술과 기본 표준"(OT)

이 교육과정은 생체역학, 예후, 기능적 진단, 유형 확인, 콥 각도 측정과 X선 평가, 종축상의 회전(vertebral rotation)의 페르드리올(Perdriolle) 또는 라이몬디(Raimondi) 측정방법, 척추측만증 각도기 측정, 보조기 치료 시 문제해결방법, 심리학적 기술 습득 등에 관한 기초지식을 익히기 위한 정형외과 기술자(orthopedic technician)의 2일 교육과정(I-교육과정

이후)이다.

이 교육과정의 목표는 주요 만곡 유형을 확인하고 보조기를 정확하게 조정할 수 있는 전략을 학습하는 데 있다.

심리학자 교육과정

심리학자를 위한 척추측만증 교육과정은 아직 마련하지 않았다. 심리학자에게 제공되는 훈련은 Best Practice Centre(최고 실행사례 센터)(젠싱언)에서 이루어지는 업무를 관찰하는 것뿐이다. 본원의 업무 표준은 지난 몇 년간 계속 개선되었으며, 부분적으로 이 프로그램은 이전에 과학적 평가를 받았다.[1)]

향후에는 척추측만증, 보조기 사용(그림 43), 통증 등에 대처하는 접근방법을 평가하여, 이를 통해 이 분야에서 표준화된 교육과정을 개발할 수 있게 되기를 희망한다.

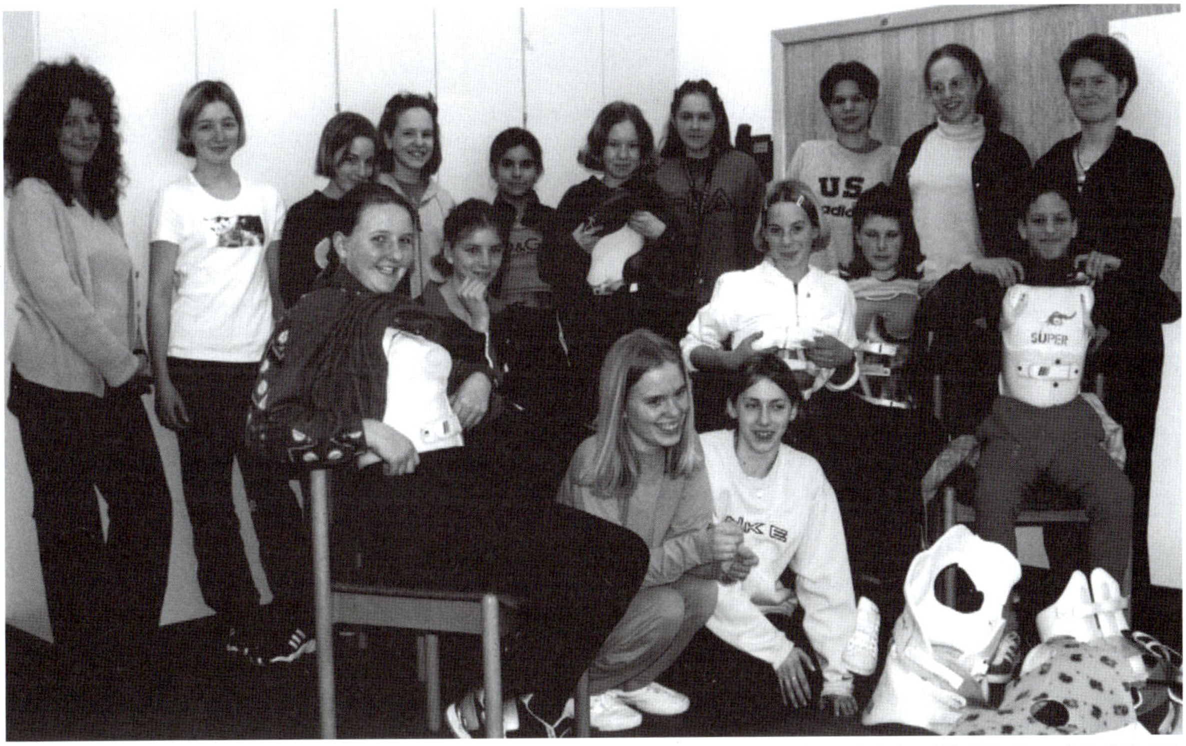

그림 43 보조기를 사용한 상태에서 통원치료를 받는 과정에는 심리학자가 지도하지 않지만, 입원재활치료 과정에서 2명의 심리학자의 지도 아래 보조기를 사용한 환자들은 정도에 차이는 있지만, 정상인과 마찬가지로 일상생활에서 해결해야 하는 문제를 경험할 때 극적으로 호전될 수 있다.

참고문헌

1. FREIDEL K, PETERMANN F, REICHEL D, WARSCHBURGER P, WEISS HR.: Stationäre Intensivrehabilitation bei Skoliose. Medizinischer und psychosozialer Outcome. Verlag Zentrum für Rehabilitationsforschung der Universität Bremen, Bremen 1999.

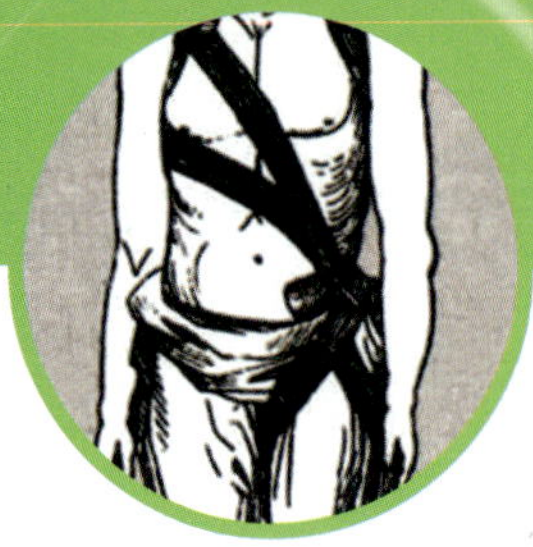

Chapter 10
현재 동향

우리는 "최선의 실행"이 실제 증거 기반의 실행을 토대로 한 발전의 동적 체계를 설명하는 용어임을 이미 알고 있다. 물리치료에서는 동일하거나 그 이상의 효과를 내면서도 더 쉬운 운동을 개발하는 것을 목표로 한다.[1~3]

"최선의 실행" 보조기 사용 기술 또한 변화해야 한다. 실제 사용하고 있는 CAD/CAM 시스템은 만곡 유형 분류를 토대로 하고 있으며, 최근에 개발한 체뉴 경량® 보조기는 보조기 착용중 교정(in-brace correction)과 편안함 면에서 유효성이 입증되었다.[4, 5] 3차원적 모형으로 컴퓨터 상에서 이미 사용할 수 있는 보조기 중에서, 환자의 만곡 유형에 따라 하나의 보조기를 선택할 수 있으며, 환자의 인체 치수에 맞춰 그 보조기를 확대하거나 축소한다. 석고틀을 이용하는 보조기 기술에서와 마찬가지로, 이들 보조기는 전체적으로 미세하게 조정을 해야 하나, 환자 개개인의 교정 특징에 반드시 완벽하게 맞출 필요는 없다.

최신 CAD/CAM 보조기 기술은 각기 다른 만곡 유형과 몸통 크기에 맞춘 체뉴 모듈(Chêneau modules)에 기초한다. 이러한 CAD/CAM 정형술은 "젠싱언 보조기(Gensingen brace®)"라고 한다. 리고의 주요 유형을 토대로 만든 보조기는 이제 환자의 몸통 크기에 맞춰서 이용할 수 있다. 이 기술을 개발하는 동안, 보조기를 생산하고 조정하기 전에 컴퓨터 상에서 다른 CAD/CAM 시스템에서 발생하는 문제들을 상당 부분 해결했다. 그 결과, 젠싱언 보조기®는 대다수의 사례에서 조정하기가 용이하며, 환자도 이를 수월하게 받아들이게 되었다(그림 44). 이 보조기 기술은 Brace Designs™에서 제공하며, 필요한 측정값을 담당 회사에 보내면 생산된 보조기를 어느 곳으로든 보낼 수 있다.

소프트 보조기(soft brace)는 이미 1세기 이전에 나왔지만, 최근 유행이 된 듯하다(그림 45).[8] 연구에 따르면,[6, 7] 스파인코(SpineCor) 보조기가 매우 효과적인 것 같지만, 다른 연구에서는 최근에 사용하는 경성 보조기(rigid brace)가 더 효과적임을 보여주고 있다.[9, 10] 후자의 연구는 Spine 저널에서도 발표된 내용이다.[11] 사춘기 성장가속기에 스파인코 보조기는 체뉴 보조기 보다 효과가 덜 했다(1999년 기술 표준). 생존 분석에서, 체뉴 보조기를 착용한 환자의 80%가 살아남았지만(진행되지 않음) 스파인코 보조기를 착용한 환자의 생존율은 8%에 그쳤다.[9] 또 다른 환자 집단에서, 스파인코 보조기는 보스톤형 대칭 보조기보다 효과가 덜하다는 것이 밝혀졌다.[10, 11] 자연사(natural history)와 비교했을 때,[12] 스파인코 보조기를 사용

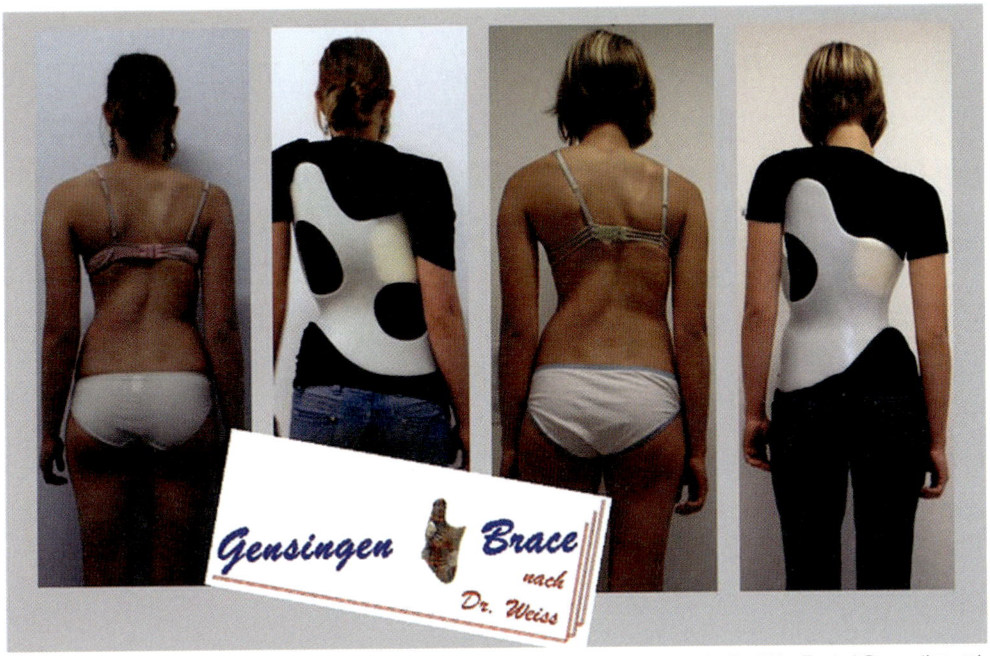

그림 44 CAD/CAM 보조기의 최신 기술인 젠싱언 보조기는 기술자가 측정한 측정값을 토대로 만들어진다. 세계 어느 곳에서든 보조기를 주문할 수 있으며 이 보조기는 쉽게 조정이 가능하다.

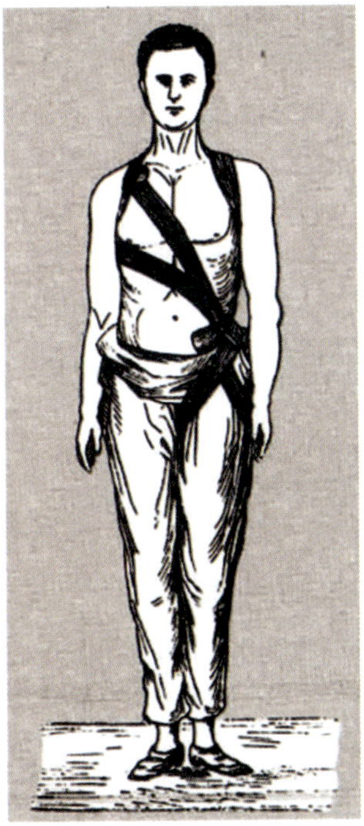

그림 45 탄성 스트랩(elastic strap)을 이용하여 척추기형을 교정하려던 첫 번째 시도(스파인코 보조기의 원형)를 피셔(Fisher, 1876)가 설명하고 스캔츠(Schanz, 1904)가 인용했다.[8]

한 결과는 치료를 하지 않고 관찰을 한 경우에 비해 악화되었으며(그림 46), 이 사실에 대해 시급히 해명을 할 필요가 있었다. 이에 대해서는 리버풀에서 열린 2008년 국제척추기형연구학회(IRSSD, International Research Society of Spinal Deformities)에서 발표한 논문에서 설명했다.[13] 즉, 스파인코 보조기는 측방기형을 교정하는 힘을 넘어서 축 압축력(axial compression forces)을 가한다는 것이다. 그러므로, 측만증이 있는 척추의 시상면을 고려하지 않은 이 보조기는 사춘기 성장가속기의 질병 진행을 막을 수 없을 것이다. 생체역학적 행동에 대한 정확한 지식에 의하면, 요추 후만을 증가시키는 압축력(compression force)은 척추를 불안정하게 만들어 척추측만이 진행될 여지를 남긴다. 시상면 시상이 유지되거나 교정될 때만 인체의 몸통에 압축력을 가할 수 있는데, 그 이유는 이 자세를 유지한 상태에서 척추가 가장 안정하며 측만증이 자연스럽게 교정이 되기 때문이다.[14~16] 이 지식을 이용해 소프트 보조기 분야에서 그림 47에서 보여주고 있는 보편적 척추보조기(USO, universal spine orthosis)의 원형과 같은 새로운 발전이 있었다.

장기적인 대조연구[17~21]나 정확한 문헌검토[22~27]를 통해서도 척추측만증 환자에게 척추수술을 함으로써 그 증상과 징후가 호전된다는 가설을 지지할만한 증거가 없다는 사실을 고려해 볼 때, 증거기반의 '최선의 실행' 치료에 중점을 둔 보존적 치료의 개발이 더욱 중요하다고 여겨진다. 임상결과를 봤을 때, 척추수술을 한다고 해서 장기적으로 상태가 반드시 안정되는 것은 아니며,[22~26] "최선의 실행' 표준에 따라 정확한 보존적 치료를 한 결과는 수술치료의 결과와 견줄 만했다.[27] 그러므로, 환자가 척추기형에 대해 분명히 대처할 수 없으면서

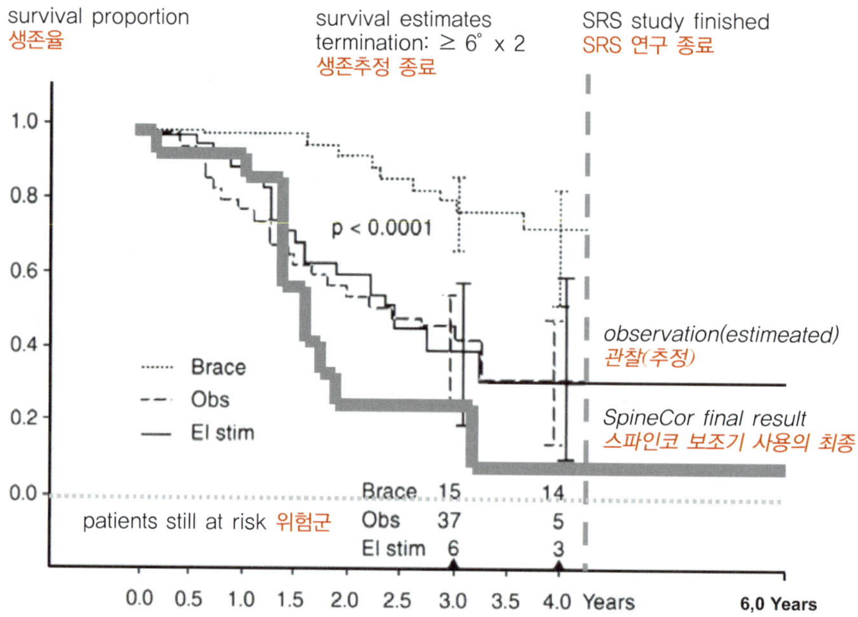

그림 46 사춘기 성장가속기에 자연사(참고문헌 13에서 수정)를 스파인코 치료(굵은 회색선)에 비교한 생존분석에서는 관찰을 했을 때보다 스파인코 치료를 4년간 한 표본에서 결과가 악화된 것을 확실히 볼 수 있다.

건강과 관련된 척추측만증의 증상과 징후가 결코 호전되지 않는 경우를 제외하고,[22, 24] 척추 융합술(spinal fusion surgery)이 상당히 위험하다는 사실[27, 28]은 입증된 듯하다.

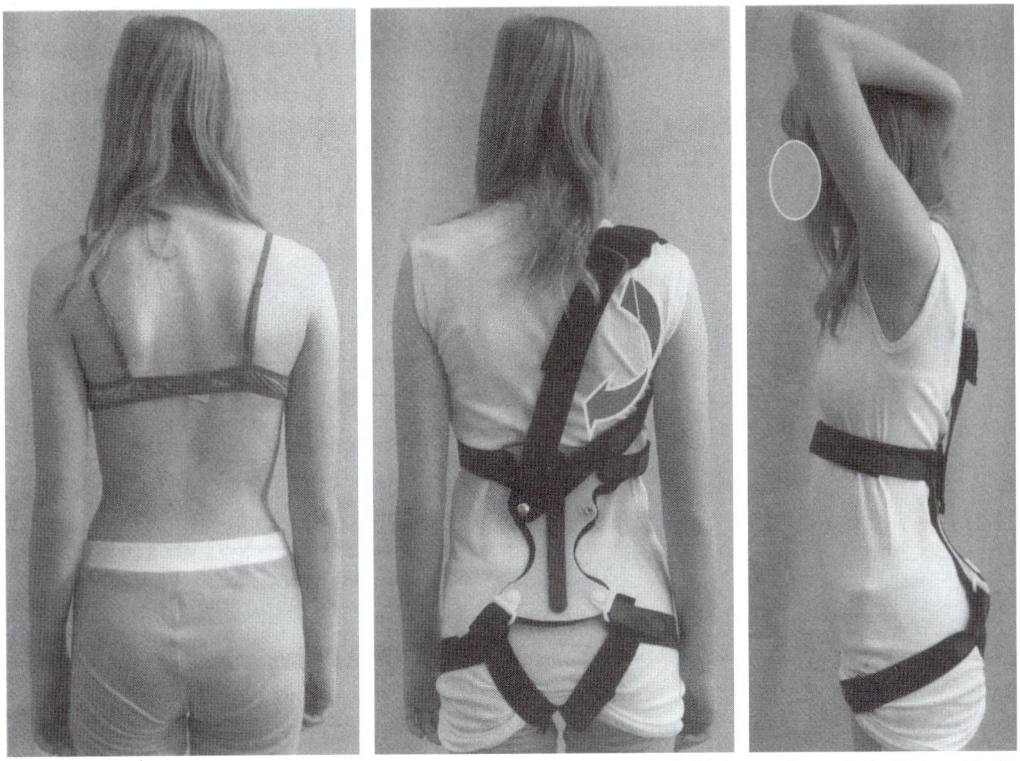

그림 47 우측 흉추 보상상실 척추측만증 환자를 대상으로 한 보편적 척추보조기(USO)의 원형. 교정 움직임(corrective movement)은 아직 확실히 충분하게 이루어지고 있지 않으므로, 횡력을 증가시켜야 한다(화살표). 그러나, 환자의 측면을 보여주는 우측 사진에서 보다시피 시상면 시상은 회복되었다.

참고문헌

1. WEISS H.R, KLEIN R: Improving Excellence in Scoliosis Rehabilitation – A Controlled Study of Matched Pairs. *Pediatric Rehabilitation*, 9 (3): 190-200, 2006.

2. WEISS H.R: Bad Sobernheim Concept. Instructional Course Lecture. 3rd International Conference on Conservative Management of Spinal Deformities. Poznan, Poland, 7-8 April 2006.

3. WEISS, H.R., HOLLAENDER, M, KLEIN, R: ADL based rehabilitation - the key to an improvement of time efficiency? *Stud Health Technol Inform* 123: 594-598, 2006.

4. WEISS HR, WERKMANN M, STEPHAN C: Correction effects of the ScoliOlogiC "Chêneau light" brace in patients with scoliosis. *Scoliosis.* 2007 Jan 26;2:2.

5. WEISS HR, WERKMANN M, STEPHAN C: Brace related stress in scoliosis patients - Comparison of different concepts of bracing. *Scoliosis.* 2007 Aug 20;2:10.

6. COILLARD CH, LEROUX MA, ZABJEK KF, RIVARD CH: SpineCor – a non-rigid brace for the treatment of idiopathic scoliosis: post-treatment results. *Eur Spine J* 12:141-148, 2003.

7. COILLARD CH, CIRCO AB, RIVARD CH: SpineCor treatment for early scoliosis: 15 to 25°. 5th. Internationel Conference on the Conservative Management of Spinal Deformities, Athens, April 2-5, 2008

8. SCHANZ A: Die statischen Belastungsdeformitäten der Wirbelsäule mit besonderer Berücksichtigung der kindlichen Wirbelsäule. Enke, Stuttgart, 1904 p. 158.

9. WEISS HR, WEISS GM: Brace treatment during pubertal growth spurt in girls with idiopathic scoliosis (IS): a prospective trial comparing two different concepts. *Pediatr Rehabil.* 2005 Jul-Sep;8(3): 199-206.

10. WONG MS, CHENG CY, NG BWK, LAM TP, SIN SW, LEE-SHUM LF, CHOW HK, TAM YP: A prospective study on clinical efficacy and patients′ acceptance of SpineCor and rigid spinal orthoses in treatment of AIS. 5th. Internationel Conference on the Conservative Management of Spinal Deformities, Athens, April 2-5, 2008

11. WONG MS, CHENG JC, LAM TP, NG BK, SIN SW, LEE-SHUM SL, CHOW DH, TAM SY: The effect of rigid versus flexible spinal orthosis on the clinical efficacy and acceptance of the patients with adolescent idiopathic scoliosis.*Spine*. 2008 May 20;33(12):1360-5

12. NACHEMSON AL, PETERSON LE: Effectiveness of treatment with a brace in girls who have adolescent idiopathic scoliosis. A prospective, controlled study based on data from the Brace Study of the Scoliosis Research Society. *J Bone Joint Surg Am.* 1995 Jun;77(6):815-22.

13. WEISS HR: SpineCor vs. natural history - explanation of the results obtained using a simple biomechanical model. *Stud Health Technol Inform.* 2008;140:133-6.

14. WEISS HR: Das „Sagittal Realignment Brace" (physio-logic ® brace) in der Behandlung von erwachsenen Skoliosepatienten mit chronifiziertem Rückenschmerz. *MOT* 125: 45-54, 2005.

15. WEISS HR, DALLMAYER R, GALLO D: Sagittal counter forces (SCF) in the treatment of idiopathic scoliosis: a preliminary report.*Pediatr Rehabil.* 2006 Jan-Mar;9(1):24-30.

16. VAN LOON PJ, KÜHBAUCH BA, THUNNISSEN F: Forced lordosis on the thoracolumbar junction can correct coronal plane deformity in adolescents with double major curve pattern idiopathic scoliosis.*Spine.* 2008 Apr 1;33(7):797-801.

17. DANIELSSON AJ, WIKLUND I, PEHRSSON K, NACHEMSON AL: Health-related quality of life in patients with adolescent idiopathic scoliosis: a matched follow-up at least 20 years after treatment with brace or surgery. *Eur Spine J.* 2001 Aug;10(4):278-88.

18. DANIELSSON AJ, NACHEMSON AL: Childbearing, curve progression, and sexual function in women 22 years after treatment for adolescent idiopathic scoliosis: a case-control study. *Spine* 2001 Jul 1;26(13):1449-56.

19. DANIELSSON AJ, NACHEMSON AL: Radiologic findings and curve progression 22 years after treatment for adolescent idiopathic scoliosis: comparison of brace and surgical treatment with matching control group of straight individuals. *Spine* 2001 Mar 1;26(5):516-25.

20. DANIELSSON AJ, ROMBERG K, NACHEMSON AL: Spinal range of motion, muscle endurance, and back pain and function at least 20 years after fusion or brace treatment for adolescent idiopathic scoliosis: a case-control study. *Spine* 2006 Feb 1;31(3):275-83.

21. DANIELSSON AJ, NACHEMSON AL: Back pain and function 23 years after fusion for adolescent idiopathic scoliosis: a case-control study-part II. *Spine* 2003 Sep 15;28(18):E373-83.

22. HAWES M: Impact of spine surgery on signs and symptoms of spinal deformity. *Pediatr Rehabil.* 2006 Oct-Dec;9(4):318-39.

23. WEISS HR: Is there a body of evidence for the treatment of patients with Adolescent Idiopathic Scoliosis (AIS)? *Scoliosis.* 2007 Dec 31;2:19.

24. HAWES MC, O'BRIEN JP: A century of spine surgery: what can patients expect? *Disabil Rehabil.* 2008;30(10):808-17.

25. WEISS HR, GOODALL D: The treatment of adolescent idiopathic scoliosis (AIS) according to present evidence. A systematic review. *Eur J Phys Rehabil Med.* 2008 Jun;44(2):177-93.

26. WEISS HR: Adolescent Idiopathic Scoliosis (AIS) - an indication for surgery? A systematic review of the literature. *Disabil Rehabil.* 2008;30(10):799-807.

27. WEISS HR, BESS S, WONG MS, PATEL V, GOODALL D, BURGER E: Adolescent idiopathic scoliosis - to operate or not? A debate article. *Patient Saf Surg.* 2008 Sep 30;2(1):25

28. WEISS HR, GOODALL D: Rate of complications in scoliosis surgery - a systematic review of the Pub Med literature. *Scoliosis.* 2008 Aug 5;3:9.

부록 I

ScoliOlogiC™ Best Practice Centre (최고 실행사례 센터)

최신 척추측만증 환자 재활치료의 설계

한스-루돌프 바이스(Hans-Rudolf Weiss), MD

Orthopedic Rehabilitation Services, Gensingen
Alzeyerstr: 23, D-55457 Gensingen, Germany
hr:weiss@scoliosis-dr-weiss.com
www.scoliosis-dr-weiss.com

서론

장기적 대조연구에서는 척추측만증 환자의 대다수를 차지하고 있는 청소년기 특발성 척추측만증(AIS) 환자에게 척추융합술(spinal fusion)을 한다고 해서 폐기능이 호전되거나,[1] 통증이 완화되거나,[2] 전반적인 건강이 호전되거나,[3] 악화(degeneration)가 덜 이루어지지는 않음을 보여주었다. 그러므로, 청소년기 특발성 척추측만증(AIS)과 그 외 유형의 척추측만증 환자에게 척추융합술을 쓰는 경우는 척추수술에 대한 장기적인 위험이 예상되는 중증의 기형과 관련된 스트레스[5]가 있을 때뿐이다.[6]

보다 집중적으로 재활치료를 하고 최근에 개발한 수준 높은 표준의 보조기를 사용함으로 질병진행속도가 늦춰지고 수술 발생률이 상당히 낮춰졌음[7, 8, 9]을 보여주는 일련의 증거가 있다.

집중 물리치료로 척추측만증의 증상과 징후가 호전이 된 반면,[10, 11, 12, 13, 14] 수술은 건강과 관련된 증상에 일반적으로 영향을 주지 않았다.[1, 2, 3, 4]

독일에는 입원프로그램을 이용하는 그 유명한 전문센터가 있었으나, 오늘날에는 통원재활치료가 더욱 효과적인 것으로 나타났다.[8] 효율이 향상된 보조기 기술이 개발되어 자라나는 어린이와 청소년을 대상으로 한 입원치료의 중요성이 떨어졌다.[16, 17, 18, 19] 예후가 좋지 않은

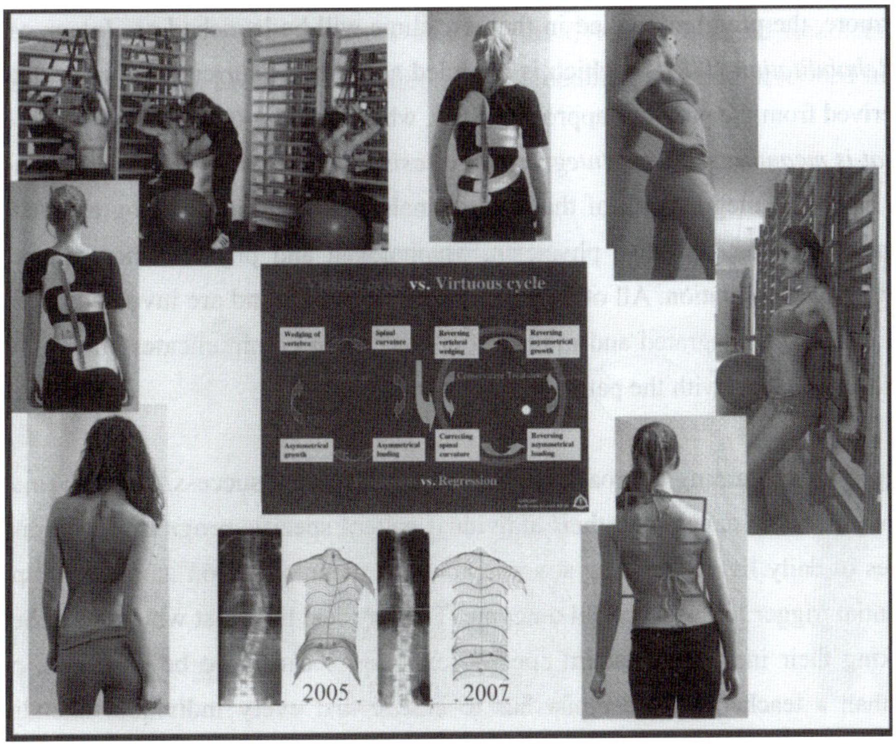

그림 1 피지오-로직, 일상생활 활동(ADL) 운동, 단순한 3차원적 운동, 슈로스 운동 등은 환자가 경험학습을 통해 쉽게 배울 수 있다.
이 치료센터에서는 최신 보조기 기술 또한 제공할 것이다.

어린이와 청소년은 3일간의 통원 집중치료를 받을 수 있다. 만성 통증이 있는 성인환자는 재활치료 시간을 더 늘리고, 입원치료를 받아야 하나, 이후에 지적한 대로 오늘날에는 4~6주 동안 반드시 입원치료를 받을 필요는 없다.

독일에서는 효율을 높인 운동방법을 시험하고 평가하여 이를 치료의 황금표준으로 만들었다.[20, 21] 현재 그 원리상 "최선의 실행(Best Practice)"[22]이라고 하는 이러한 표준 계속 개선되고 있으며, 세계 어느 곳에서든 쉽게 이용할 수 있다. 그 목표는 비효율적이고 부적절한 보전적 치료와 환자에게 거의 이득이 없는 수술로 인한 비용을 줄이는 데 있다.[5]

아스클레피오스 카타리나 슈로스 척추기형 재활센터(Asklepios Katharina Schroth Spinal Deformities Rehabilitation Centre)의 대표였던 *한스-루돌프 바이스 박사*는 척추기형의 보존적 치료 분야에서 일하는 수습생(trainees),[22] 물리치료사, 정형외과 기술자, 의사를 위한 교육과정을 제공한다.

미래의 입원치료 전공의를 위한 교육과정 또한 추가로 제공될 수도 있는데, 이 센터에서는 치료의 질을 가장 중요시하며, 바이스 박사가 정기적으로 표준을 규정하고 이를 감시한다는 것을 전제로 한다.

그러므로, 임상에서 환자를 다루는 모든 전문가(물리치료사, 정형외과 기술자, 의사)가 2일의 기본 훈련과정을 우선 통과해야 하며, 전문자격(expert status)을 갖추려면 최소한 1주일의 교육과정을 더 이수해야 한다.

새로운 진료소가 문을 열면, 모든 진료소가 정확하게 동일한 치료품질표준을 충족한다는 점을 보장하도록 1주일간 현장 점검을 한다.

이 표준을 충족한다면, 이 진료소에서는 *피지오-로직™(physio-logic)*, *스콜리오로직™(ScoliOlogiC)*, *키포로직™(kyphologic)*, *스폰디로직™(spondylogic)* 등의 등록된 상표 외에도 척추측만증과 통증 치료에 쓰이는 보조기의 최신 표준과 최근에 개발한 일상생활 행동(ADL) 중심의 운동방법을 이용할 수 있다.[21]

더 나아가, 새로운 진료소의 프로그램은 4~6주간 지속했던 이전의 접근방법(척추측만증 집중재활치료, SIR)에서 유래한 최신 표준으로 여겨지는 *통합 척추측만증 재활치료(ISR, integrated scoliosis rehabilitation)™*로 출시될 것이다.

그러나, 통합 척추측만증 재활치료(ISR)™란 용어는 무엇을 뜻하는가? 여기에서는 기본적으로 프로그램에 관계된 모든 전문분야를 통합한다. 정형외과의, 내과의, 심리학자, 물리치료사 등 각기 다른 분야의 전문가 모두가 재활치료에 통합된다. 이들 모두 환자와 대면하며 치료실에 관여한다. 이 통합 다제학적 팀은 서로 의사소통을 하며 환자에게도 그 내용을 알려준다.

통합 척추측만증 재활치료(ISR)가 성공적으로 이루어지기 위한 열쇠는 바로 경험학습방법

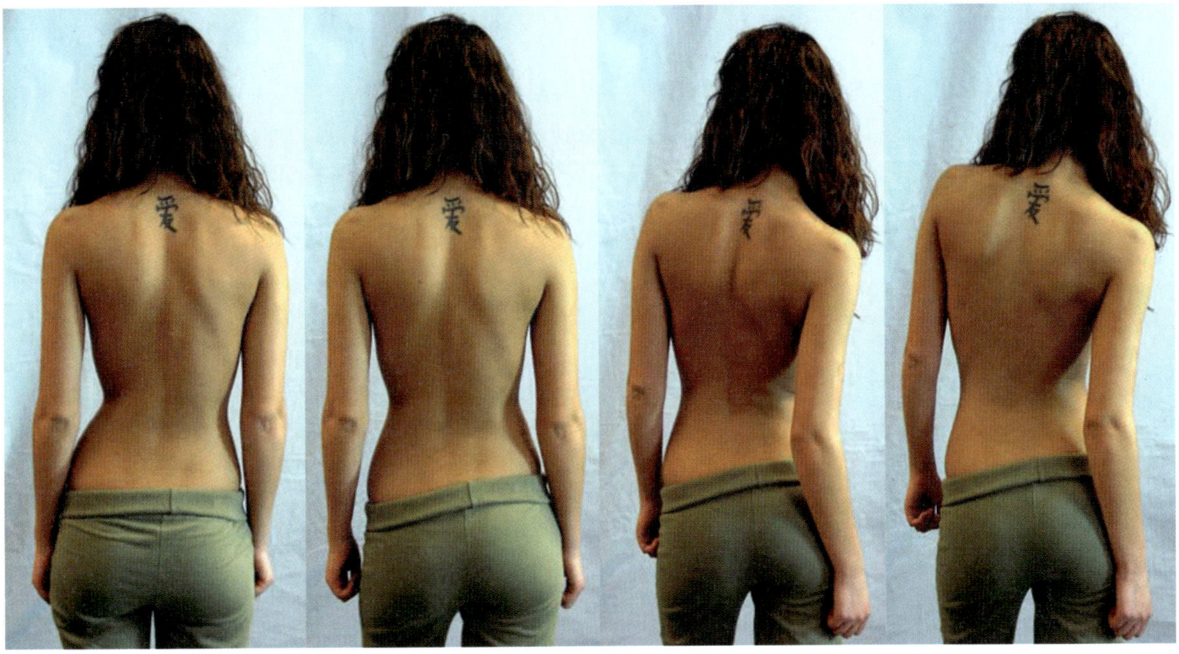

그림 2 환자는 경험학습을 통해 '간단한 3차원적 운동'을 쉽게 배울 수 있다. 이 운동을 통해 일상생활에서 만곡 진행을 촉진하는 활동을 피할 수 있을 것이다.

이다. 환자는 각자의 만곡 유형에 맞는 운동 프로그램과 일상생활 활동을 개발하는 끊임없는 과정을 겪으면서, 성공적인 결과를 내기 위해서 같이 운동을 하는 사람들과의 의사소통이 반드시 필요한 경우에는 소그룹을 형성한다. 만곡 형에 맞춰 치료를 받도록 그 소그룹을 지도하는 물리치료사는 교사라기보다는 촉매자에 가깝다. 물리치료사는 해당 과정에 참석하는 각 환자가 프로그램을 시작할 때에 정한 목표에 반드시 도달하게 도움을 주어야 한다.

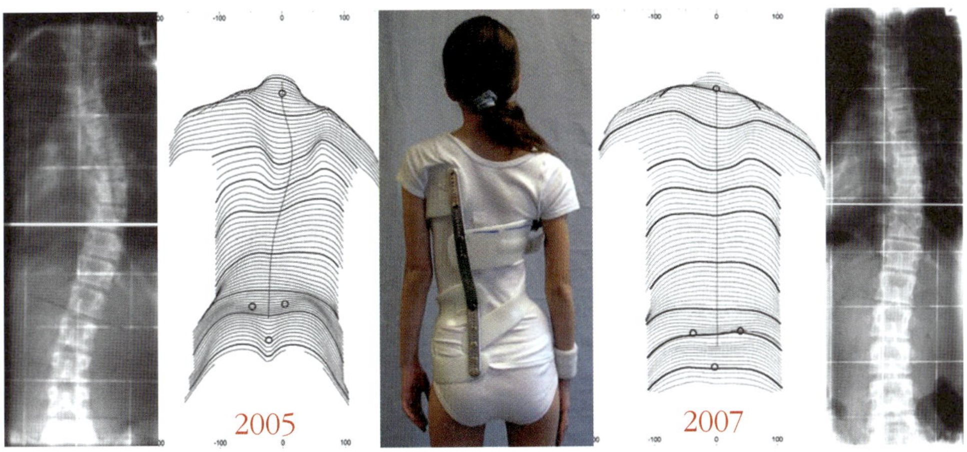

그림 3 만곡이 38°인 환자를 체뉴 경량 보조기로 2년간 치료하여 −14°로 과잉교정을 한 모습. 새로운 보조기를 조정하기 전에, 보조기를 착용하지 않았을 때 실제 만곡은 19°이다. 임상적 호전은 기록해둔다.

통합 척추측만증 재활치료(ISR)에서 이용하는 재활치료방법

이 재활치료 개념은 운동과 보조기 사용여부에 따라 달라진다. 운동프로그램은 피지오-로직™(physio-logic),[20] 만곡 유형별 일상생활 활동,[21, 23] "간단한 3차원적 운동",[24] 만곡 유형별 슈로스 운동[15] 등 4가지 기본요소로 구성되어 있다.

보조기 사용 기술은 리고 시스템 체뉴(RSC, Rigo System Chêneau) 보조기나 LA 보조기, 피지오-로직™ 보조기, 스폰디로직™ 보조기, 키포로직™ 보조기, "기성품"인 스콜리오로직™ 체뉴 경량™ 보조기 등과 같이 CAD/CAM를 적용한 최신 표준에 기초한다. 흉부 만곡이 50° 보다 큰 경우에, CAD/CAM 기반의 라무니(Rahmouni)형 보조기를 이용할 수 있다.[25] 재활치료에서 이용하는 대부분의 운동과 기술은 문헌에 기술되어 있다.[22]

4~6주의 입원치료를 하는 이전의 척추측만증 집중재활치료(SIR)와 달리, 통합 척추측만증 재활치료(ISR)에서는 경험학습을 통해 2주간의 짧은 기간 내에 동일한 물리량에 도달할 수 있다. 자세 자기교정(postural self-correction)에 필요한 기술을 경험적으로 습득하고, 프로그램 내 일상생활 활동에서 그대로 이러한 기술을 유지하기 때문에, 프로그램이 끝나고 나서도 오랫동안 집에서 이러한 기술을 유지할 수 있다.

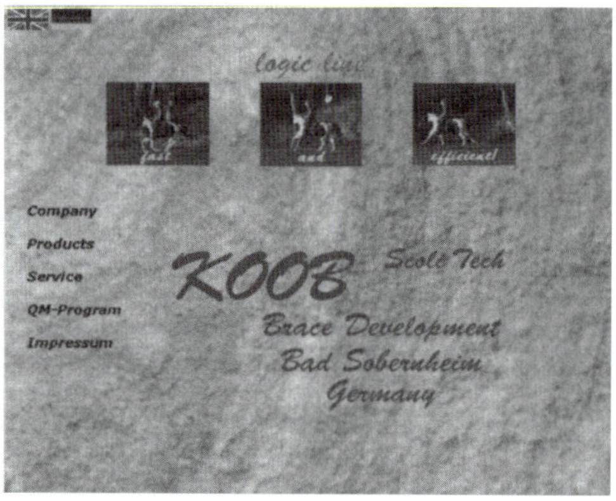

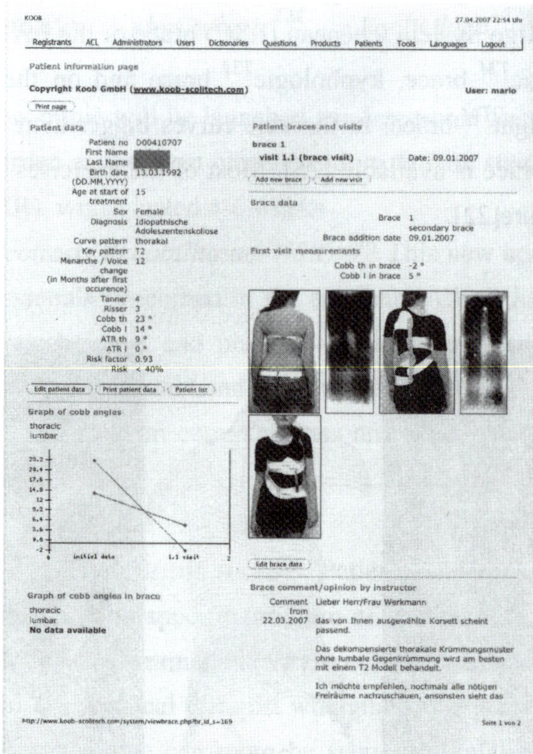

그림 4 의사는 프로그램을 운영 중인 스콜리오로직™ Best Practice Centre(최고 실행사례 센터) 홈페이지의 보안 섹션(secured section)에 환자 데이터와 사진을 입력한다(그림 4에서 보는 바와 같이 체뉴 경량 보조기에 쓸 자료를 입력한다).
환자의 결과가 기록된 데이터시트는 프로그램을 중단한 직후에 주치의에게 보내는 의무기록과 소견서에 첨부한다. 최고 수준으로 환자를 관리하기 위해 바이스 박사가 환자의 데이터를 조사한다.

재활센터에서 제공하는 훈련환경은 쾌적하고, 스트레스가 없어야 하며, 학습에 낙관적인 환경이 되어야 각 환자의 학습 능력을 향상시킬 수 있다.

이러한 단계별 접근방법을 통해, 환자는 초반부터 프로그램의 이득을 볼 수 있을 것이다.

시상면 편위(sagittal deviation)를 청소년기 특발성 척추측만증(AIS)의 주요 기형으로 인정하게 되면서, 다루어야 할 첫 번째 문제는 피지오-로직™ 운동을 통한 운동중심의 시상면 시상 회복이다.[20]

두 번째로, 환자는 자신의 만곡 유형과 교정에 필요한 동작에 대해 알게 된다. 만곡 유형별 일상생활 활동(ADL) 자세 또한 만들 수 있게 된다. 이런 점에서, 유형별 일상생활 활동(ADL) 자세와 운동을 결합시키면 '간단한 3차원적 운동'이라는 것이 만들어진다. 이 모든 것을 치료 첫 주에 하게 된다.

두 번째 주가 되면, 초기에 정한 자세와 운동을 반복하고, 가장 적절한 슈로스 특수 운동 세 가지를 익힌다. 환자는 이전의 척추측만증 집중재활치료(SIR)의 내용이었던 해부학이나 운동과학에 관한 지식이 없어도 자주적으로 세 가지 기초운동을 할 수 있다. 청소년과 어린이의 경우, 3일간의 짧은 집중치료기간 내에 별도의 통증 치료나 그 외의 프로그램(예, 호흡 재활치료)없이도 이러한 기술을 습득할 수 있다.

환자 검사(patient examination)

환자 검사는 신속하고 단순하게 하며, 소그룹 내에서 검사할 수도 있고 검사실이나 치료실에서 필요한 검사를 할 수도 있다. 담당의사와 함께 담당 물리치료사는 환자의 진단, 예후예측에 필요한 데이터, 만곡 유형을 검토하며, 몸통 경사를 (척추측만증 각도기) 측정하고, 임상사진과 X선을 촬영할 수도 있다. 그런 다음, 환자의 자료와 사진을 홈페이지의 보안 섹션에 입력해야 한다.

환자의 결과가 기록된 데이터시트는 프로그램을 중단한 직후에 주치의에게 보내는 의무기록과 소견서에 첨부한다.

프로그램 일정

치료는 척추기형, 자연사, 지시사항, 치료 모듈, 현재 재활프로그램의 목표에 관한 강의를 듣는 것부터 시작한다.

첫 번째 주에는 앉은 자세, 기립 자세, 보행 자세에서의 일상생활 활동과 일상 자세, 피지오-로직™ 운동, 간단한 3차원적 운동에 관한 기술을 습득하고, 이에 관한 90분씩 3회의 세션을 하는 것을 목표로 한다. 4번째 세션에서는 각 환자가 필요로 하는 단일 치료를 한다.

두 번째 주에는 첫째 주에 했던 프로그램을 끊임없이 반복하며, 이 때에는 90분씩 3회의 세션을 통해 주요 슈로스 특수 운동 3가지가 더욱 정교하게 된다.

두 번째 주가 끝날 무렵에는 환자를 최종적으로 검사하고, 습득한 기술을 가정에서도 잘 할 수 있는지를 시험한다.

이 프로그램은 슈로스 기법을 강화하고 통증에 대응하여 인지-행동 대응기술을 완전히 적용할 시간을 마련하도록 흉추 만곡이 40°가 넘는 환자 또는 통증이 있는 환자를 위해 고안되었다. 이러한 개념 없이도, 청소년과 어린이는 통원치료 프로그램을 통해서 기형을 스스로 관리하는 기초적인 기술을 습득할 수 있으나, 입원치료 프로그램에서는 보다 안정감이 있을 수 있다.

인력

동시에 45~50명의 환자가 재활치료를 받는 경우, 주치의 외에 2명의 의사(물리요법사와 척추지압사), 3명의 물리치료사, 1.5명의 정형외과의, 간호사, 0.5명의 심리학자가 필요하다. 이 숫자에는 건강보험이나 휴가권리가 포함되어 있지 않다. 치료를 받는 성인의 수가 많을수록 단일 치료와 통증 대응기술에 더 많은 인력이 필요하다.

치료실

기초 프로그램을 위해 작은 사무실이 딸린 100 m^2의 체육실 3개가 필요하다.

과학연구와 상담을 위한 1개의 커다란 진료실도 필요하다. 환자가 기술을 습득하는 데 필요한 통원치료실 3개와 비서실, X선 촬영실, 보조기 점검과 침술, 입원환자를 위한 개별물리치료에 쓸 3~4개의 작은 방(cabin)도 필요하다. 정형외과의의 진료실 또한 있어야 한다.

체육실 내 3개의 사무실은 각 물리치료 세션에 이용할 수도 있어. 체육실(그림 5)에는 5개의 늑목(wall-bar), 모든 참가자를 위한 의자, 소파, 비디오 모니터가 달린 러닝머신(treadmill), 카메라, 환자가 앞뒤로 자신의 자세를 관찰할 수 있도록 각기 다른 방향에 놓인 거울 등이 반드시 있어야 한다.

환자의 습득(patient acquisition)

환자 수가 연간 1,500명이 넘는 통원치료에서는 X선 검사와 표면 형상(surface topography)을 해야 한다. 이는 진료소장(chair person of the clinic)이 운영해야 한다. 통원 물리치료학과 또한 도움이 된다. 결과는 정기적으로 학회에서 발표해야 한다. 환자가 치료에 만족했을 때 자조집단(self-help group)을 쉽게 형성할 수 있다.

현재에는 세계적으로 척추측만증 입원재활치료를 거의 하지 않지만, 이러한 프로그램이 성공적이었다는 증거는 있다. 이러한 증거와 저명한 전문가의 감독 하에[9~15)] 새로운 진료소는 다른 경쟁자가 발전하기를 기다리기 보다는 시장에 조기에 진입할 수 있는 강력한 토대를 마련하게 된다.

스콜리오로직TM Best Practice Centre(최고 실행사례 센터)에서 교육을 받은 물리치료사는 예후가 좋지 않은 환자를 입원재활치료센터에 보내게 된다.

교육

어떤 나라나 대륙에 처음으로 세워지는 센터는 각 국가에 세워질 센터의 인력과 통원치료를 담당하는 물리치료사를 위한 교육센터가 될 것이다.

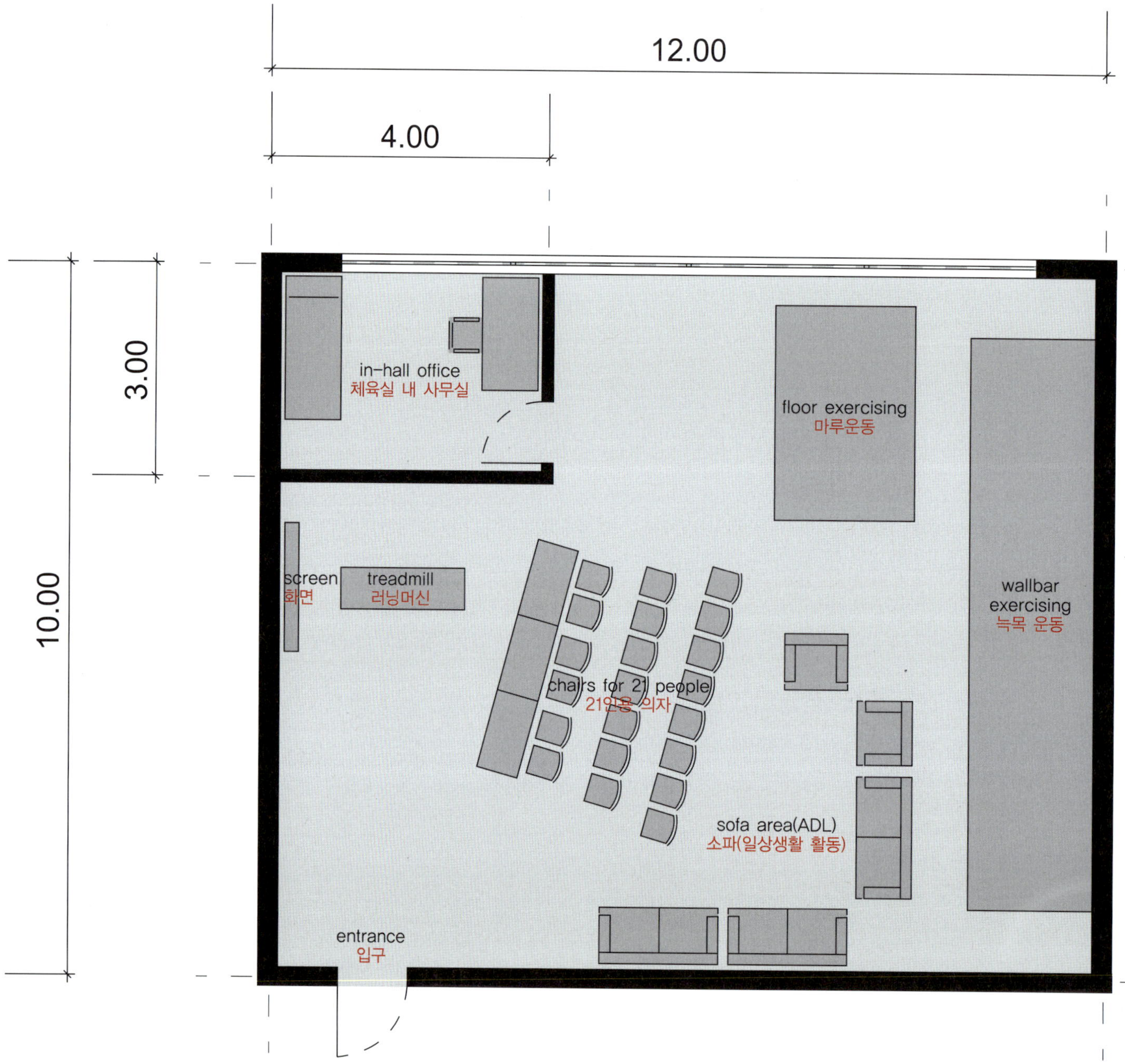

그림 5 통합 척추측만증 재활치료(ISR)를 위한 체육실의 예시. 체육실에는 5개의 늑목(wall-bar), 모든 참가자를 위한 의자, 소파, 비디오 모니터가 달린 러닝머신, 카메라, 환자가 앞뒤로 자신의 자세를 관찰할 수 있도록 각기 다른 방향에 놓인 거울 등이 반드시 있어야 한다. 러닝머신은 사용하지 않을 때에 사무실 벽쪽으로 옮겨놓을 수도 있다.

참고문헌

[1] PEHRSSON K, DANIELSSON A, NACHEMSON A.: Pulmonary function in adolescent idiopathic scoliosis: a 25 year follow up after surgery or start of brace treatment. *Thorax*. 2001 May;56(5):388-93.

[2] DANIELSSON AJ, NACHEMSON AL.: Back pain and function 22 years after brace treatment for adolescent idiopathic scoliosis: a case-control study-part I. *Spine*. 2003 Sep 15;28(18):2078-85.

[3] DANIELSSON, A.J., WIKLUND, I., PEHRSSON, K., NACHEMSON, A.L.: Health-related quality of life in patients with adolescent idiopathic scoliosis: A matched follow-up at least 20 years after treatment with brace or surgery. *European Spine Journal*, 10: 278-288, 2001.

[4] DANIELSSON AJ, NACHEMSON AL. : Radiologic findings and curve progression 22 years after treatment for adolescent idiopathic scoliosis: comparison of brace and surgical treatment with matching control group of straight individuals. *Spine*. 2001 Mar 1;26(5):516-25.

[5] GOLDBERG, C.J., MOORE, D.P., FOGARTY, E.E., DOWLING, F.E.: Adolescent idiopathic scoliosis: the effect of brace treatment on the incidence of surgery. *Spine*, **26**:42-47, 2001.

[6] HAWES M.: Impact of spine surgery on signs and symptoms of spinal deformity. *Pediatric Rehabilitation* 9, in press.

[7] WEISS, H.R., WEISS, G, PETERMANN, F.: Incidence of curvature progression in idiopathic scoliosis patients treated with scoliosis in-patient rehabilitation (SIR): an age- and sex-matched cotrolled study. *Pediatric Rehabilitation* Jan-Mar ;6(1) :23-30, 2003

[8] RIGO, M., REITER, CH., WEISS, H.R.: Effect of conservative management on the prevalence of surgery in patients with adolescent idiopathic scoliosis. *Pediatric Rehabilitation* **6** :209-214, 2003.

[9] WEISS, H.R., WEISS, G. SCHAAR, H.J.: Incidence of surgery in conservatively treated patients with scoliosis. *Pediatric Rehabilitation*, Apr.-Jun. 6(2):111-8, 2003.

[10] WEISS, HR: The effect of an exercise program on VC and rib mobility in patients with IS. *Spine*, 16: 88-93, 1991.

[11] WEISS, HR: Cardiopulmonary performance in patients with severe scoliosis – Outcome after specific rehabilitation. In: D´Amico et al: Threedimensional analysis of spinal Deformities. Technology and informatics 15, IOS Press, Amsterdam 1995, pp. 393-398

[12] WEISS, HR: Imbalance of electromyographic activity and physical rehabilitation of patients with idiopathic scoliosis. *European Spine Journal* **1**:240-243, 1993

[13] WEISS, H.R.: Influence of an in-patient exercise program on scoliotic curve. *Italian Journal of Orthopedics and Traumatology*, **18**: 395-406, 1992.

[14] WEISS, H.R., LOHSCHMIDT, K., EL-OBEIDI, N. *et al.*: Preliminary results and worst-case analysis of in-patient scoliosis rehabilitation. *Pediatric Rehabilitation* **1**: 35-40, 1997.

[15] WEISS, HR: Skolioserehabilitation. Qualitätssicherung und Management. Stuttgart Thieme, 2000 (Translated and published in Spanish language 2003)

[16] , DALLMAYER R, GALLO D: Sagittal Counter Forces (SCF) in the Treatment of Idiopathic Scoliosis – A Preliminary Report. *Pediatric Rehabilitation* **9**: 24-30, 2006.

[17] WEISS HR: Das „Sagittal Realignment Brace" (physio-logic brace) in der Behandlung von erwachsenen Skoliosepatienten mit chronifiziertem Rückenschmerz. *MOT* 2005; 125: 45-54

[18] WEISS HR: Ein neuer Zuschnitt in der Korsettversorgung der thorakalen Kyphose. *MOT* 125: 2005

[19] WEISS HR: Ein neuer Ansatz zur Konstruktion korrigierender Skolioseorthesen – Das Baukastenprinzip. *MOT* 125: 71-82, 2005

[20] WEISS HR, KLEIN R: Improving Excellence in Scoliosis Rehabilitation – A Controlled Study of Matched Pairs. *Pediatric Rehabilitation* Jul-Sep;9(3):190-200, 2006

[21] WEISS HR, HOLLAENDER M, KLEIN R: ADL based scoliosis rehabilitation – is it worthwhile? Paper at the 3. International SOSORT conference in Poznan, Poland, April 2006

[22] WEISS HR: "Best Practice" in conservative scoliosis care, Pflaum, second edition Munich 2007.

[23] WEISS HR, HOLLAENDER M, KLEIN R: ADL based scoliosis rehabilitation--the key to an improvement of time-efficiency? Stud Health Technol Inform. 2006;123:594-8.

[24] WEISS HR: SOSORT Instructional Lecture 2007 on physio-logic® & 3D made easy exercises, SOSORT Boston 2007

[25] WEISS HR: Differentialindikation der Rumpforthesen in der Skoliosetherapie, MOT 127: 67-78, 2007